患者さんに伝えたい

摂食嚥下のアドバイス

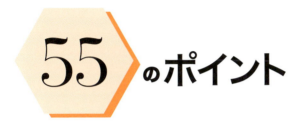

55のポイント

野﨑園子・西口真意子 編
関西労災病院 嚥下チーム 著

医歯薬出版株式会社

【編　者】

| 野﨑　園子 | のざき　そのこ | 関西労災病院神経内科・リハビリテーション科 |
| 西口真意子 | にしぐち　まいこ | 関西労災病院リハビリテーション科 |

【執筆者】関西労災病院 嚥下チーム（五十音順）

石塚　君予	いしづか　きみよ	関西労災病院中央リハビリテーション部（言語聴覚士）
奥野　杏子*	おくの　きょうこ	ボバース記念病院整形外科（医師）
尾崎　清香	おざき　さやか	関西労災病院歯科口腔外科（歯科衛生士）
木村　文香	きむら　あやか	関西労災病院中央リハビリテーション部（言語聴覚士）
竹市　美加	たけいち　みか	訪問看護ステーションたべる（摂食・嚥下障害看護認定看護師）
谷村　高子	たにむら　たかこ	関西労災病院神経内科（言語聴覚士）
寺田　博子	てらだ　ひろこ	関西労災病院中央リハビリテーション部（言語聴覚士）
長尾　美恵	ながお　みえ	関西労災病院栄養管理室（管理栄養士）
名古　恵理*	なご　えり	関西メディカル病院　リハビリテーション科（言語聴覚士）
西　　依見子*	にし　えみこ	Taste & See（慢性疾患看護専門看護師，摂食・嚥下障害看護認定看護師）
西口真意子	にしぐち　まいこ	関西労災病院リハビリテーション科（医師）
野﨑　園子	のざき　そのこ	関西労災病院神経内科・リハビリテーション科（医師）
平家　佳奈	へいけ　かな	関西労災病院中央リハビリテーション部（言語聴覚士）
柳　　智恵子	やなぎ　ちえこ	関西労災病院看護部リソースナースセンター（NST 専門療法士）

＊関西労災病院 嚥下チーム 元所属

【事務サポート】

| 森沢ゆかり | もりさわ　ゆかり | 関西労災病院神経内科 |
| 松浦　里枝 | まつうら　うえ | 関西労災病院神経内科 |

【画像提供（VE）】

| 小嶋　和絵* | おじま　かずえ | 市立芦屋病院内科 |

This book was originally published in Japanese
under the title of :

KANJASAN NI TSUTAETAI SESSHOKUENGE NO ADOBAISU-55 NO POINTO
（Fifty five Advices for Dysphagia Patients）

Editors :

NOZAKI, Sonoko
　Department of Neurology, Kansai Rosai Hospital

NISHIGUCHI, Maiko
　Department of Rehabilitation, Kansai Rosai Hospital

© 2019　1st ed.

ISHIYAKU PUBLISHERS, INC.
　7-10, Honkomagome 1 chome, Bunkyo-ku,
　Tokyo 113-8612, Japan

序文

　摂食嚥下障害（食べ物を口に入れてのみ込むことの障害）は，食べることの楽しみを損ない，また，気管に入った食べ物などが引き起こす肺炎や食べ物が気管を塞いでしまう窒息は命にかかわります．

　しかし，摂食嚥下における問題点と対処方法をご一緒に考え実践することで，上手に食べることができ，栄養が十分に摂れて元気になれば，肺炎や窒息を予防できることも少なくありません．

　関西労災病院神経内科では，そのような患者さんによりよい摂食嚥下医療を提供することを目指してきましたが，ポイントを絞ってわかりやすく伝えることが，いかにむずかしいかも実感しています．患者さん・ご家族に理解してもらえにくいと，お伝えしたことが食事場面で活かせず，食事を楽しんでもらえないことになります．一方，話し言葉による説明だけではなく，実際に文字や写真・図を見てご説明すると，より理解が深まることを，日頃の診療で多く経験します．

　本書では，当院の摂食嚥下医療にかかわってきたスタッフが，患者さんに伝えたいコツや技，理解していただきたいポイントを 55 項目挙げ，わかりやすく解説しました．摂食嚥下医療をより多くの患者さんにご理解いただく一助として，お使いいただけましたら幸いです．

　本書により患者さん・ご家族のご理解が少しでも深まり，安全に楽しく食事をしていただくことを祈っております．

2019 年 4 月

関西労災病院　嚥下チーム一同

推薦の辞

　日本の高齢化率は非常に高く，当院のような高度急性期医療を担う病院でも高齢の患者様が入院される率は高く，脳血管障害などに対する「摂食嚥下障害」の治療と予防はますます必要になっています．さらに，今後の日本を考えますと，高齢者の健康寿命を延ばし生活の QOL を高めるためにも，「摂食嚥下障害」に対する予防の普及は重要です．

　しかし，摂食嚥下機能はかなり複雑であり，専門にされていない医療職の方にとってはその治療はかなり難しく，実際の治療は言語療法士などにお任せすることが多いのですが，「摂食嚥下医療」はトータルケアであり多くの医療職がその治療にかかわる必要があります．当院では野﨑園子先生などの「摂食嚥下障害」を専門とされる神経内科の先生がおられこともあり，リハビリテーション専門医，言語聴覚士，管理栄養士，歯科衛生士，認定看護師，NST 専門療法士などの多くの医療職がチームを組み「摂食嚥下障害」に対応しています．当院では治療と予防が必要な患者様に良質な「摂食嚥下医療」を提供することを目指していますが，そのためには患者様とご家族の皆様にその治療内容をご理解いただくことが大切です．ただ，摂食嚥下機能は複雑で，言葉による説明では十分に理解いただけないこともあり，図や写真などを使って丁寧に説明する必要があります．ただ，適当な資材が今まであまり多くありませんでしたので，当院の「摂食嚥下医療」にかかわってこられたスタッフが，患者様やご家族に伝えたいコツや技，理解していただきたいポイントをわかりやすく解説する本書を出版されました．

　本書は図や写真が多く，専門でない方にもご理解いただけるように丁寧に説明をされており，非専門家の方でもご理解いただけます．また，実際の食事指導など実践的に書かれており，さまざまな職種の皆様に利用しやすくなっています．本書は医師・歯科医師・医療職・介護職の皆様が患者様やご家族の説明時にご利用いただくだけではなく，患者様やそのご家族がお読みいただいてもご理解いただける部分も多く，ご利用いただけると思います．

　今後の日本の高齢社会を考えますと，高齢者の方によりよい生活を維持し生活を楽しんでいただくことは非常に重要であり，「摂食嚥下障害」に対する対策はわが国における最も必要な医療課題と考えます．ぜひ，多くの皆様に本書をご利用いただき，高齢者の生活の質を高めていただければ幸いです．

2019 年 4 月

独立行政法人労働者健康安全機構
関西労災病院院長
林　紀夫

本書の使い方

＜医師・歯科医師・医療職（看護師・言語聴覚士/理学療法士/作業療法士・管理栄養士・歯科衛生士）・介護職の皆様へ＞

　本書を身近においていただき、必要なページを患者さんとご一緒に見ていただければと思います。

　2ページ見開き読み切りとなっています。本書は原則として無断コピー・スキャン等を禁止していますが，以下の条件のもとで，患者さんにコピーしたものを直接お渡しすることができます．

　①必要なページだけを，患者さんに直接お渡しすること
　②書籍から直接紙にコピーすること（スキャンしたデータのプリントアウトは不可）
　③無償でお渡しすること

　また，必要な箇所を患者さん・ご家族とご一緒に読んでいただき、理解を深めるためにお使いください。

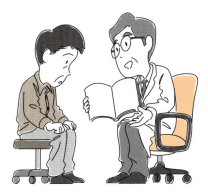

＜患者さん・ご家族の皆様へ＞

　摂食嚥下障害について、できるだけわかりやすく解説しました。
　ご自身の知りたいところを拾い読みしていただいても結構です。

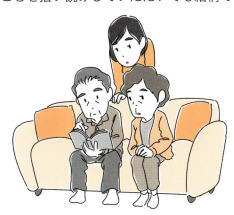

関西労災病院　嚥下チーム

目次

患者さんに伝えたい 摂食嚥下のアドバイス **55** のポイント

序文 iii
推薦の辞 iv
本書の使い方 v

第1章 嚥下のメカニズムを知ろう 1

どうやって食べていますか？〜摂食嚥下のメカニズム 2
摂食嚥下にはこんなにたくさんの筋肉を使います 4
咽頭（のど）に残った食べ物は気管に入りやすい 6
ムセはないけど誤嚥？食べてないけど誤嚥?! 8
呼吸と嚥下の深い関係 10

第2章 嚥下障害のみつけかた 13

一人暮らしの落とし穴 14
嚥下造影・嚥下内視鏡検査は家族も必見！ 16
ただの風邪？長引く微熱は誤嚥かも 18
食べるのが遅すぎるのは何か理由があるのかも 20

第3章 上手な栄養のとり方 23

食べ物で足りないときは栄養剤が効果的 24
栄養は生きるための活力源 26
胃ろうからの水分補給で注意すること 28
おいしそうは嚥下の味方，好きなものこそ調理を工夫して 30

第4章　食べる環境を整えよう ················ 33

食事の自立を目指した介助 ···················· 34
食べたい気持ちがあるのかを本人に確認していますか ·········· 36
「おいしい？」と聞きたいけれど，ちょっと待って！ ·········· 38
声を聞いてちゃんとのめているか確認しましょう ·········· 40
食べるときはテレビを消そう ···················· 42
ながら食べをしていませんか ···················· 44
介護は体力，家族も栄養をしっかりとりましょう ·········· 46

第5章　お口のチェックは食生活の基本 ······ 49

入れ歯を使っておいしく安全に ···················· 50
誤嚥の原因はお口の中の汚れから ···················· 52
食べる前にお口の準備も忘れずに ···················· 54
食べたら磨こう，歯も舌も ···················· 56
もうひと噛みで寿命が延びる⁈ ···················· 58

第6章　食べ方のコツを知ろう ·················· 61

食べ物を詰めすぎないで！のどに詰まりやすい食物を知っておこう ········ 62
ペットボトルをそのままのんでいませんか ·············· 64
のどの通りをよくする交互嚥下とは ·················· 66
起きたてや夕方は気をつけて ···················· 68
食べた後にも「ごっくん」をしよう ·················· 70
食べてもしんどいときは短時間で切り上げよう ·············· 72
"ゴホン"と咳ができますか ···················· 74
ごっくんした後のお口の中を確認しよう ·············· 76
麺類は丸のみなのを知っていますか？ ················ 78
早食いさんはご注意を ···················· 80
お粥はホントに食べやすいの？ ···················· 82
手軽にできる嚥下食の知恵 ···················· 84
トロミ剤ってなあに？ ···················· 86
トロミのつけすぎに注意 ···················· 88

vii

第7章　食べるときの工夫とは　91

使いやすい食具で自立を目指す〜スプーンの選び方　92
使いやすい食具で自立を目指す〜箸やコップの選び方　94
スプーンの山盛りはお口が困る　96
手と足をつけて食べやすく！　98
深く座ってよい姿勢　100
あごを引いてよい嚥下　102

第8章　嚥下力を高めるには　105

えっ，チューブをのむ訓練?!　106
毎日食事前に体操を　108
おしゃべりで誤嚥を予防しよう　110
栄養と筋力をつけて誤嚥を予防しよう　112
介助者の方ができるお口のリハビリテーション　114

第9章　薬と嚥下の関係とは　117

お薬は食事より手ごわい！簡易懸濁法をご存知ですか？　118
摂食嚥下障害を引き起こす薬の副作用に注意　120

第10章　万が一に備えて　123

災害時の食支援〜災害への備え　124
災害時の食支援〜避難生活を支援するための工夫　126
のどに詰まったら！　128

付録　130

第1章

嚥下の
メカニズムを知ろう

どうやって食べていますか？
～摂食嚥下のメカニズム

> **！ ワンポイントアドバイス**
>
> ・ 摂食嚥下にかかわる器官を知りましょう.
> ・ 摂食嚥下の動作は 5 段階あります.
> ・ 食べ物を口に入れる前から摂食嚥下の動作は始まっています.

摂食嚥下にかかわる器官とは

　人が食べ物を食べるときは体のどこの部分を使って食べているのでしょうか？　まずは食べるための器官について理解してみましょう（**図 1**）.

軟口蓋：上あご. 口の中の天井の柔らかい部分.

咽頭：「のど」のこと. 食事や空気の通り道.

喉頭：気管の入り口の部分. 空気の通り道.

喉頭蓋：気管の上にあるふた. のみ込む時に気管の上をふたでふさぐように動き，食べ物が気管に入らないようにします.

喉頭蓋谷：舌の付け根と喉頭蓋の間にあるくぼみ.

梨状窩：食道の入り口の左右にある袋状のくぼみ.

食道：胃までの通り道.

気管：肺までの通り道.

声帯：声を出す器官. 誤嚥防止に重要な役割をします.

図 1　摂食嚥下にかかわる器官

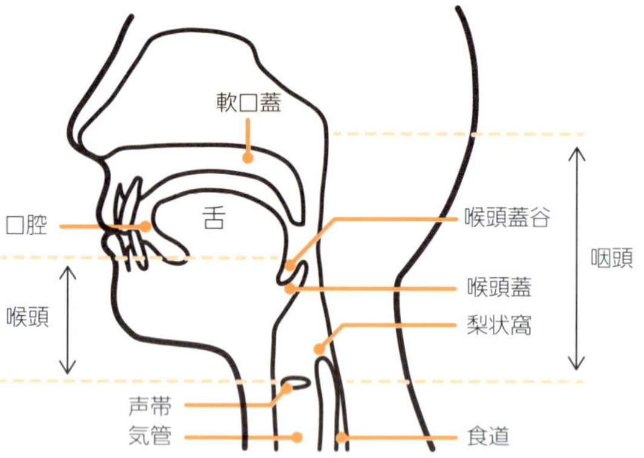

摂食嚥下のメカニズムとは

　食べる（摂食嚥下）とは，食べ物を噛んで味わって，のどに送ってゴックンする（のみ込む）という一連の動作を思い浮かぶと思います. しかしこれだけではありません.

図2 摂食嚥下の5段階

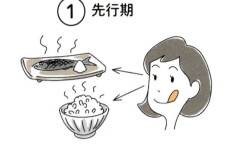
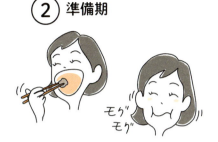
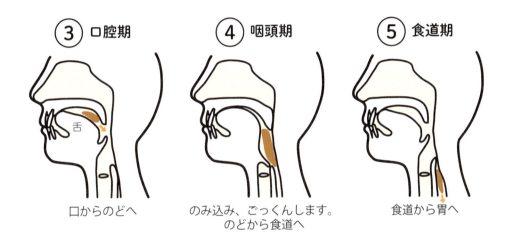

食べ物を認識する，すなわち食べ物を「おいしそう」や「食べたい」と感じるところから摂食嚥下動作は始まっています．摂食嚥下の動作は5段階に分けられます（図2）．

これらの動作はすべて連続して行われており，どこか一つでもうまくいかなければ摂食嚥下障害となります．一度これら摂食嚥下動作を意識して食事をしてみましょう．

①先行期：食べ物をみて認識します．
→「これは食べ物だ」「温度はどれくらいかな，熱いかな」「硬そうかな，やわらかいかな」「一口はどれくらいの量かな，これくらいの量が一口分かな」などを判断します．

②準備期：食べ物を口に入れて噛みます．のどに送り込みやすいように噛んで柔らかくして形を整えます．口の中でまとめたものを食塊といいます．

③口腔期：舌を使って食塊をのどへ送り込みます．

④咽頭期：のどから食道へ送り込む段階です．嚥下反射という，いわゆる「ごっくん」という動作によって行われます．

⑤食道期：食道から胃へ送り込む段階です．重力と食道の筋肉の収縮で食塊を胃に向かって送り込みます．

（西口）

摂食嚥下にはこんなにたくさんの筋肉を使います

! ワンポイントアドバイス

・「食べる」と一口に言っても，想像以上にたくさんの筋肉を使います．
・食べるときにどの筋肉が動くのかイメージしてみてください．
・どのような摂食嚥下障害が起こっているのか図を参考にして医療者と話し合いましょう．

摂食嚥下に使う筋肉の働き

A群：食べ物を取り込む．
B群：食べ物を噛む．
C群：食べ物をまとめる，咽頭へ送り込む．
D群：食べ物を咽頭へ送り込む，鼻への逆流を防ぐ．
E群：喉頭の挙上・下降を行い咽頭内の食物を食道へ送る．
F群：咽頭を収縮させ咽頭の蠕動運動*を起こし，食道へ食べ物を送り込む．
G群：食道の蠕動運動．

*蠕動運動とは筋肉の収縮によって生じたくびれで食べ物を移動させることです．

誤嚥を防ぐ筋肉：声帯周囲の筋

　気管の入り口に声帯があります．食物が声帯を超えて入ろうとする時，声帯周囲の筋肉が気管の入り口を閉じたり，咳払いをして気管に入ることを防いでくれます．

(谷村)

文献
1) 藤島一郎：脳卒中の摂食・嚥下障害，医歯薬出版，1993，pp27-31．
2) 小椋 脩・他：嚥下障害の臨床　リハビリテーションの考え方と実際，医歯薬出版，1998，p18，28．
3) 佐藤達夫：新版　体の地図帳　The Atlas of the Human Body，講談社，2013，pp24-25，p36，38，142，169．

図1 摂食嚥下に使う筋群（A，B，E）

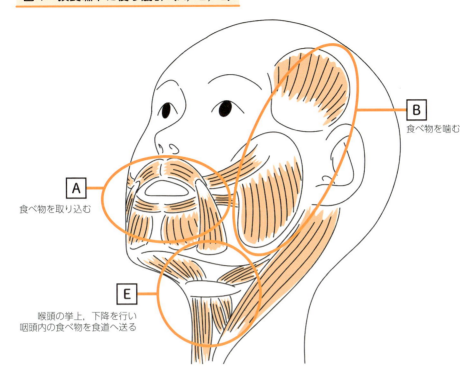

A 食べ物を取り込む

B 食べ物を噛む

E 喉頭の挙上，下降を行い咽頭内の食べ物を食道へ送る

図2 摂食嚥下に使う筋群（C，D，F，G）

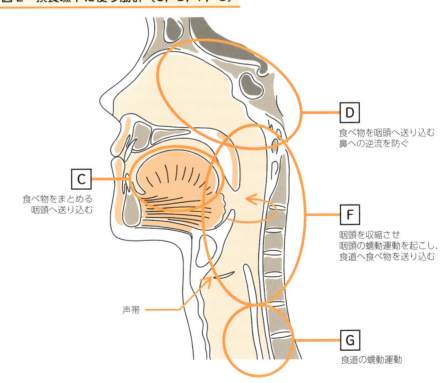

C 食べ物をまとめる咽頭へ送り込む

D 食べ物を咽頭へ送り込む 鼻への逆流を防ぐ

F 咽頭を収縮させ咽頭の蠕動運動を起こし，食道へ食べ物を送り込む

G 食道の蠕動運動

声帯

咽頭（のど）に残った食べ物は気管に入りやすい

> ! **ワンポイントアドバイス**
> ・咽頭（のど）と気管，食道の位置関係を知りましょう．
> ・のどがゴロゴロしているときや食後のガラガラ声には注意しましょう．

食べ物がのどに残っていませんか

　食べ物を食べたとき，すっきりのみ込めていますか？　のどにひっかかる感じや，のどの奥に食べ物が残った感覚はありませんか？　のどに食べ物が残っている自覚がある場合は，自分で咳払いをしたり唾をのみ込んだりして，のどに残ったものを取りのぞこうとするでしょう．ところが，「ちゃんとのみ込んだ」「のどには残っていない」「残った感覚はない」と感じている方でも，のどに食べ物が残っていることがあります．脳卒中などの病気や加齢によって咽頭の感覚が低下していると，のどに食べ物が残っていても自覚することができない場合があります．

　では，なぜ食べ物がのどに残ってしまうのでしょうか？　咽頭（のど）の筋肉の収縮の低下により咽頭の奥に食べ物を押し込めない，口の中や咽頭内の乾燥によりのどに食べ物が貼りついてしまう，食道の入り口がうまく開かないなどの要因で咽頭に残ってしまいます．

咽頭のどこの部分に残りやすいか

　咽頭の部分で特に食べ物が残りやすい場所を**図1**に示します．
・**喉頭蓋谷**：舌の付け根と喉頭蓋（気管の上にあるふた）の間のくぼみ．
・**梨状窩**：食道の入口にある左右のくぼみ．

のどに残った食べ物はどうなるか

　食べ物がのどに残った状態をそのままにしておくとどうなるでしょうか？　まずは食道と気管の位置をみてみましょう．気管は食道の手前に位置し，空気の通り道と食べ物の通り道は咽頭で交差しています（**図2**）．

　食道は通常息をしているときやおしゃべりをしているときは，気管（気道）が開き食道が閉じています．のみ込むときは，気管の入口はふたをされ食道が開きます．食

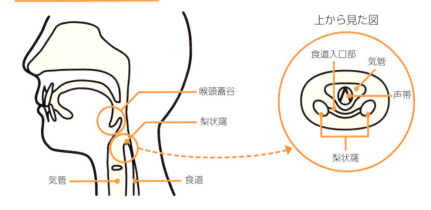

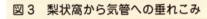

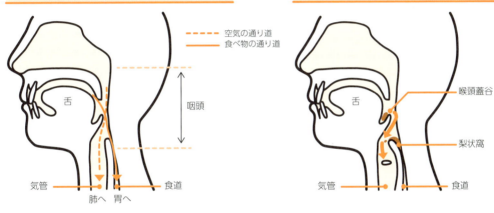

道と気管は前後で並んで存在しているので，喉頭蓋谷や食道の入り口にある梨状窩などに残った食べ物は，気管へ入りやすく誤嚥の危険が増します（**図3**）．

　咽頭に残るのは食べ物だけではありません．残った食べ物に唾液や痰がからんでいることもあります．のどがゴロゴロしていない，食後にガラガラ声になっていないかを確認してみましょう．

(西口)

ムセはないけど誤嚥？
食べてないのに誤嚥?!

> **! ワンポイントアドバイス**
> ・誤嚥しているのにムセないことがあります．これを不顕性誤嚥といいます．
> ・睡眠中など食事以外のときでも誤嚥することがあります．
> ・ムセ以外の誤嚥のサインも観察してみましょう．

「ムセてないから大丈夫」，それって本当に大丈夫？

　誤嚥をしていないかどうかを確認するときに，ムセの有無を聞くことがあります．「ムセてないから大丈夫」といわれることはありませんか？　しかし，本当に大丈夫なのでしょうか？

　実は誤嚥しているのにムセがない場合があります．食べ物を誤嚥したとき，正常な場合は咳反射がでます．これを一般的に「ムセ」といいます．ムセとは誤嚥を防ぐ身体の防御機構です．咳（ムセ）をすることで誤嚥したものを喀出できるからです．ところが，脳卒中などの病気や加齢，睡眠薬や鎮静剤などの薬物の常用で反射機能が低下している場合は，誤嚥してもムセがでません．これを不顕性誤嚥といい注意が必要です．ムセだけでなく，その他の誤嚥の徴候も観察しておきましょう（**表**）．

食事中の咳は当たり前？

　「食事中にムセはないけど咳はよく出る」という方がいます．さらには「ただの咳なので大丈夫です」と気にしない方もいます．しかし，食べているときの咳は食べ物

表　誤嚥のサイン

痰が増える
ムセる，咳がよくでる
声の変化：ガラガラ声など
食欲低下
食事に時間がかかる
長引く微熱
元気がない
体重が減る

が気管に入りかけている状態かもしれません．また，激しい咳は，実は窒息しかけていたという危険もあります．食事中の咳は当たり前と思わず，誤嚥のサインとして注意しましょう．

食べなくても「誤嚥」になる⁉

「誤嚥」というと，食べているときに起こるイメージがあります．しかし食事以外のときでも誤嚥することがあります．また胃ろうや経管栄養などで，普段は口から食べていない場合でも誤嚥は起こり得ます．ではどういうときに起こるのでしょうか？

- **知らないうちに唾液が気管へ流れ込んでいる場合**

　寝ている間に唾液が気管へ入り気づかない間に誤嚥していることがあります．このとき，口の中の雑菌も唾液と一緒に気管へ入ってしまいます．

- **胃の中の物が咽喉（のど）まで逆流して気管へ入ってしまう場合**

　胃からの逆流物は胃酸も混ざっているため気管や肺に大きなダメージを与えてしまいます．特に睡眠中や仰向けの姿勢で起こりやすくなります（**図**）．

　これらの状態が続くと誤嚥性肺炎となってしまいます．誤嚥性肺炎にならないためには，口の中の細菌を繁殖させないようにすることが大切です．歯磨きやうがい，虫歯や歯周病の治療，入れ歯の手入れなど口の中をきれいに保つようにしましょう．また逆流予防には，食後や胃ろうから栄養剤を入れてすぐは横にならないようにする，寝るときは頭の位置を少し高くするなどしてみましょう．

（西口）

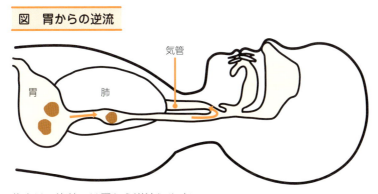

図　胃からの逆流

仰向けの姿勢では胃から逆流しやすい．

呼吸と嚥下の深い関係

> **! ワンポイントアドバイス**
> - 嚥下に関係する筋は，呼吸や咀嚼のための筋でもあります．
> - 嚥下と呼吸，咀嚼を指令するところは脳の中で近いところにあります．

呼吸と嚥下は互いに影響しあう

　呼吸と嚥下（ごっくん）の深い関係をお示しします．
(1) 呼吸と嚥下は一部が同一経路を通るため，絶妙な動きが必要になります（**図1**）．特に食べ物が気管に入らないように，嚥下したときに一瞬気管にふたをして，無呼吸となるタイミングがあります（嚥下時無呼吸）（**図2**）．
(2) 呼吸不全がある場合は嚥下筋が呼吸運動に動員され，嚥下運動が上手にできません．
(3) 嚥下運動を行う筋は，呼吸や咀嚼に関与する筋でもあり，これらに指令を出している脳の嚥下中枢と呼吸中枢，咀嚼中枢は互いに影響しあっています．

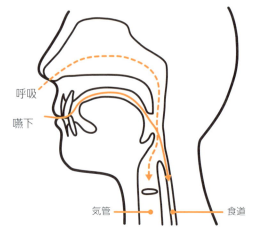

図1　呼吸と嚥下

呼吸と嚥下はのどの奥で交差します．

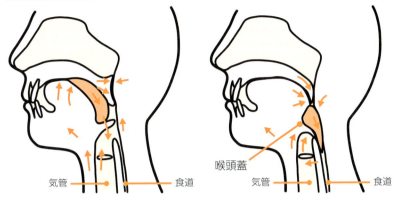

図2 嚥下時の無呼吸（気道閉鎖）

嚥下（ごっくん）するとき，空気の通り道は一瞬ふさがります．

呼吸不全があると嚥下も悪くなります

　呼吸がうまくできない呼吸不全の原因には，脳や筋の病気や慢性閉塞性肺疾患（COPD）などがあります．病状によっては，呼吸器や酸素療法が必要な場合もあります．呼吸不全をきたす神経筋疾患では，これまで述べたような理由により，嚥下障害と呼吸障害（肺活量の低下）は並行して悪くなります．高齢者に多いパーキンソン病では，呼気加速（自発的な咳）が弱く，誤嚥と関連があるとされており，呼気を強くする筋力訓練を行うことで，誤嚥が減少するという報告があります．

　呼吸不全初期では，鼻マスクによる非侵襲的陽圧呼吸療法（NPPV）を夜間のみ行って，日中は外して過ごすことができます．しかし食事中に呼吸器を外すと呼吸を悪化させ，さらに嚥下障害を悪化させることもあります．鼻マスクを外して食事しているときの酸素飽和度 SpO_2 をモニターし，低下がみられる場合はNPPVを食事前または食事中に行い，呼吸を整えて食事をすることが，誤嚥防止につながります．

　また気管切開をしている場合，カニューレが気管に入っていることによりごっくんした動作がしにくく，また，カフを伝って気管支に侵入した水分などは，呼吸状態を悪化させることがあります（図3）．気管切開が必ずしも誤嚥予防などに対して安心ではないことを念頭に置いておきましょう．　　　　　　　　　　　　　　（野﨑）

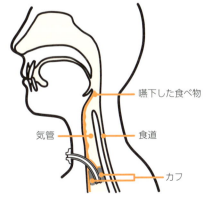

図3 気管を切開していても誤嚥する

カフがあっても誤嚥したものはカフの隙間を通って下部へ流れ込みます．

第 2 章

嚥下障害の
みつけかた

一人暮らしの落とし穴

> **！ワンポイントアドバイス**
> ・嚥下障害は自分では気づかないものです．家族や介護者による早期発見，早期受診で自立度の低下を防ぎましょう．

一人暮らしの増加

日本人の独居率は年々増え続け，2025年には20％近くになると推定されています（**図1**）．1人で食事をされる高齢者の方も増え続けると考えられます．嚥下障害

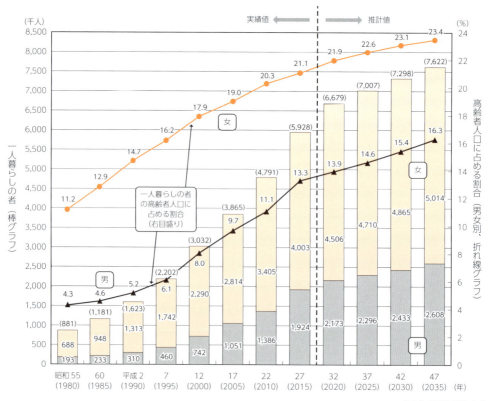

図1　65歳以上の一人暮らし高齢者の動向

（厚生労働省資料）

男女とも一人暮らしは増えており，今後も増加が続くことが予測されています．

表　摂食嚥下障害の見つけ方

- ムセる
- 咳
  食事の途中・食後1～2時間
  横になると咳が出る
- 痰の増加・痰に食物が混じる
- 声の変化
  食事中や食後にがらがら声
  痰がからんだ声
- 咽頭違和感
- 食欲低下　食事中の疲労
- 食事時間の延長　45分以上
- 食事内容の変化
  汁物をさける
  パサパサしたものをさける
  柔らかいものを好む
- 食べ方の変化
  のみ込む時に上を向く
  食物が口からこぼれる
  食物の口腔内残留
- 体重減少

は自分では気づかないことが少なくありません．なんとなく食べたくない理由が，ムセやのみ込みにくさであっても，「年のせい」と思ってしまいがちです．誰にも相談せず，誰も気づかないまま栄養障害となり，肺炎を起こし入院．その時点で初めて，嚥下障害が重篤であったことがわかる例もあります．

　介護保険などでデイサービスなど通所施設を利用されている場合は，スタッフの方が食事時に気づいて，早めの医療機関の受診を家族に勧めると，思わぬ入院やその後の自立度の低下を予防できることもあります．

　嚥下障害は意外と気づきにくいものです．**表**に示すような症状があれば，食事の様子や体重の変化などを観察してください．嚥下のスクリーニングテストを定期的に行うのもよいかもしれません（**図2**）．このテストはどなたにも簡単にできます．

　早期発見，早期受診です．歳を重ねても食事を楽しみ，おだやかなシルバーライフを過ごしていただきたいものです．　　　　（野﨑）

図2　嚥下のテスト

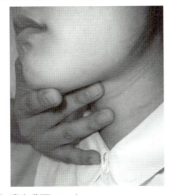

反復唾液嚥下テスト
のど（のどぼとけのあたり）に指をあて30秒間でできるだけ嚥下運動を繰り返してもらい，その回数を数えます．指の腹を超えない運動（嚥下）は数えません．

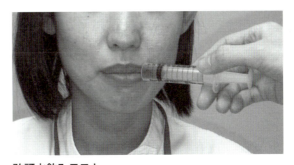

改訂水飲みテスト
水3ccを口に入れて嚥下してもらいます．

嚥下造影・嚥下内視鏡検査は家族も必見！

> ⚠️ **ワンポイントアドバイス**
>
> ・誤嚥の状況を知るために，食事をともにするご家族や見守る介助者の方も一緒に検査に参加しましょう．今日からあなたも医療チームの一員です．

嚥下に関する画像検査

　誤嚥を疑ったらまず実際に水などを使ってのみ込めていないのか，どのぐらい誤嚥しているかの重症度を視覚的に確認できる嚥下機能検査を行います．これは今後の治療方針を決める重要な検査になります．

　代表的なものとして嚥下造影検査（Videofluoroscopic examination of swallowing；以下 VF）と嚥下内視鏡検査（Videoendoscopic examination of swallowing；以下 VE）があり，それぞれの検査の特徴と患者さんの病状などにあわせて必要な検査を施行します．いずれもその場で視覚的に理解でき，医療者と本人や家族を含めて一緒にみることで自宅での状態・状況を共有したり，病状把握・重症度を理解し，治療方針を決定したりする重要な検査になります．これから初めて受ける方はもちろん，これまで経験がある方もぜひ医療者と一緒に検査に参加してみましょう．

嚥下内視鏡検査（VE）：鼻からうどんより少し細い管（内視鏡ファイバー）を入れて口の中やのどの状態，声帯の閉まりなどを観察し，普段の食事をした際ののみ込みの状況を確認します（**図 1**）．

嚥下造影検査（VF）：レントゲンで撮影しながら，（透視下に）薬剤（造影剤）で添加した食べ物を検査者に食べてもらい，口から食道，胃に至るまでの嚥下の全行程を観察します（**図 2**）．

検査の特徴

　VE の利点として，意識があればベッドサイドでも行える，検査食がいらず普段食で行える，喉頭閉鎖の評価，喉の感覚機能の評価ができることが挙げられます．しかし，欠点として，口の中や咽頭の様子がわからない，必ずしも誤嚥を確認できない，検査時の疼痛があるとういうことも知っておいてください．

　一方，VF は嚥下運動全般が把握でき，誤嚥量がわかることが大きな利点ですが，

図1 VE

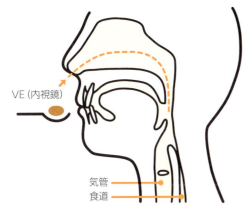
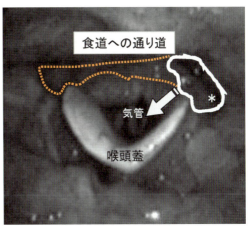

鼻からカメラを入れて食べ物が食道へ送り込まれているか，気管の方へ流入していないか，その量や特徴を観察します．

⋯：食道の入口．＊：気管の方へ落ちそうな（誤嚥しそうな）食物

のみ込み時は気管へ通じないようにふた（喉頭蓋）がされて食道へ送られていきますが，上図では喉頭蓋が開いた状態で気管の方へ食べ物が流入（誤嚥）しそうなことがわかります．

図2 VF

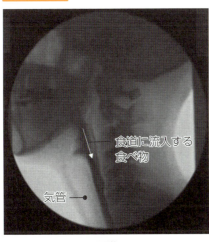
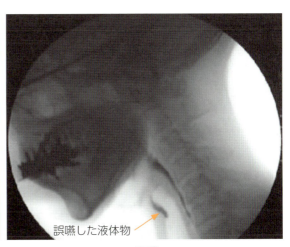

正常　　　　　　　　　　　　　　誤嚥

口に入ってから胃に流入するまでの全工程をみることができ，のみ込んだ際ののどの動きも把握できます．左図の正常例では食べ物が食道に流入していますが，右図では食道の入口で大量に食べ物が貯まることで，気管にこぼれている（誤嚥）様子がわかります．

欠点として患者の病状によって検査できない，検査に予約が必要で時間的，空間的な制約がある，被曝がある，造影剤の副作用の可能性などがあります．

　検査についてたくさん書きましたが，すべて理解する必要はありません．一緒にご飯を食べるご家族の言葉が治療に結びつく大切な治療の第一歩となります．　（奥野）

ただの風邪？
長引く微熱は誤嚥かも

> **！ワンポイントアドバイス**
> - 体力を回復するためにご飯を一生懸命食べていませんか？
> - なかなか風邪が治らないと思ったら，もしかすると誤嚥性肺炎を起こしている可能性があります．

高齢者肺炎の多くは誤嚥

　いわゆる風邪は上気道（口や喉からに近い部位）に炎症を起こしたものですが，重症化するとより末梢（肺に近い部位）にも炎症が波及し，それをその名のとおり肺炎といいます．肺炎は原因によって分類され，治療方法が変わってきます．ほとんどは細菌やウイルスによる感染性肺炎と，誤嚥による誤嚥性肺炎が占めていて，両者を見分けることは病院で検査をしても難しいことがあります．

　しかし，高齢者であること・肺炎を発症した経験があるなどいくつかの特徴的な症状から誤嚥性肺炎と診断し治療していきます．市中肺炎（院外での日常生活での肺炎）のうち60％は誤嚥性肺炎であり，肺炎で入院した人の87％は誤嚥性肺炎であることがわかっています（**図**）．また，年齢が高くなればなるほどその割合は高くなっていくとも報告されています．

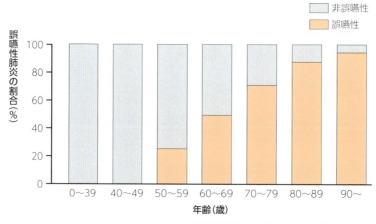

図　誤嚥性肺炎の割合

（嚥下性肺疾患研究会研究班，2003）

表 誤嚥かな？と思ったら

以下の質問の該当が多いほど誤嚥性肺炎を疑いましょう.

チェック項目	✓
肺炎と診断されたことがありますか	
やせてきましたか	
ものがのみ込みにくいと感じたことがありますか	
お茶をのむときにムセることがありますか	
食事中にムセることがありますか	
食事中や食後，それ以外のときにものどがゴロゴロ（痰が絡んだ感じ）することがありますか	
のどに食物が残る感じがすることがありますか	
食べるのが遅くなりましたか	
硬いものが食べにくくなりましたか	
口から食物がこぼれることがありますか	
口の中に食物が残ることがありますか	
食物や酸っぱい液が胃からのどに戻ってくることがありますか	
胸に食物が残ったり，詰まったりする感じがすることがありますか	
夜，咳で寝れなかったり目が覚めることがありますか	
声がかすれてきましたか	

　風邪をひいたかな，何か様子が普段と違うなと思ったら**表**をチェックしてみましょう．高齢者では症状が出にくいことや，認知症のため自分で訴えることが困難な場合もあるので気づかれにくく，重症化することもあるので特に注意が必要です.

誤嚥性肺炎の症状・特徴

　一般的な風邪の症状（発熱，痰がでる，咳がでる，息や脈が早くなっている）がみられます．また，高齢者では食欲がなくなっている，一人でできていたことに介助が必要になってきた，認知症が進んだり，意識がぼんやりしてきたなども特徴です.

　疑わしい場合は病院で相談してみましょう．重症化する前に予防・治療し，口から味わって栄養を摂る幸せな時間を過ごしたいものですね．　　　　　　　　　　（奥野）

食べるのが遅すぎるのは
何か理由があるのかも

> ❗ **ワンポイントアドバイス**
> - 食事時間がかかりすぎるのは嚥下能力に問題があるのかもしれません．
> - 食べるときの環境や姿勢・お口の中の環境を整えましょう．
> - 医師に摂食嚥下（せっしょくえんげ）について相談をしてみましょう．

最近，ごはんを食べるのがすごく遅くなっていませんか

　「いただきます」と一緒に食べ始めたが，いつの間にか周りの人は食べ終わったのに自分だけまだ食べていたり，食べるのに時間のかかるものを食べたわけでもなく，特にたくさんおしゃべりをしたわけでもないのに食事時間が30分以上も過ぎてしまっていることはないでしょうか．いつもと変わらない食事なのに，それまで以上に時間がすごくかかるようになった方は，もしかしたら何か理由があるのかもしれません．その理由の一つとして，摂食嚥下能力に問題がある可能性が考えられます．

食べるときの食卓の環境を整えましょう

　何かをするときに一つのことを集中して続けるのがしんどいということはないでしょうか．食事中も同様に，注意散漫になると食事がなかなか進まなくなり，食事時間が長くなってしまうことがあります．静かな場所で食べるなど，環境を変えてみるのもよいかもしれません．

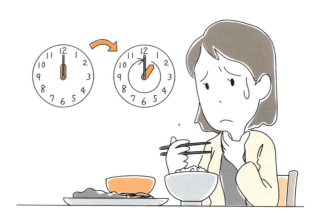

　また，お腹が減っていない，血圧が高くてフラフラする，呼吸が整わず食事をとるのもしんどいなど，このように体調が優れず食欲がわかないことがあります．食事をとる前に体調を整えることも大切です．

お口の中の環境は整っていますか

　虫歯や歯牙欠損がある，入れ歯（義歯）はつけているのに合っていないということはないですか．痛みで噛めない，歯がなかったり，義歯が合わず噛むのに時間がかかってしまうということがあります．歯の治療を行う，入れ歯を合わせてもらうなどお口の環境を整え，食べる準備をしましょう．おいしく食事をするにはお口の中のケアはとても大切です．

食べにくかったり，ごっくんしにくいことはないですか

　食べ物を食べるためには，手を使ったり，歩くなどの運動をするときと同じように，食べたり，のみ込んだりするために必要な筋肉を使います．舌を動かす，食べ物を噛み砕く，のどに食べ物を送り込む，ごっくんとのみ込むなど，食べるのに必要な一連の動作は脳からの命令により筋肉が動くことで行われます．

　食べる動作にかかわる筋肉も加齢や脳卒中・筋疾患など何らかの原因で疲れやすくなったり，動きにくくなったりすることがあります．すると，口がしっかり閉まらず食べ物が口からこぼれたり，噛む力が弱くなって食べ物が噛み砕きにくくなったり，舌の動きが悪くなり，のみ込んだ後も口の中に食べ物が残ってしまうことがあります．また，のみ込む力が弱くなってしまい，のどに食べ物が残りやすくなり，それが気管の方へ流れ込み，誤嚥や食べ物をのどにつまらせることがあります．

　このように嚥下障害が起こると，しっかり噛むために今まで以上に力を入れてたくさん噛まなくてはいけなくなったり，口や喉に残ってしまった食べ物を何度もごっくんとのみ込まなくてはいけないことがあります．また，ムセてなかなか食事が進まなくなったりします．その結果，食事に時間がかかってしまいます．頑張って食べようとしているのにもかかわらず時間がかかり，疲れてしまって食べる量が減ってしまう．すると食欲だけでなく，体力や筋力も落ちてしまうという悪循環に陥る可能性があります．

　このような悪循環を起こさないために食事のメニューを工夫し，食べやすい硬さや形に変えたり，食事時の環境や姿勢，食べ方を変えてみるなど摂取方法の工夫をしたり，嚥下機能の向上や維持を図るリハビリをすることが必要です．

　もし，食べるのが遅すぎる場合，原因の一つに摂食嚥下障害を疑い，一度医師に相談してみる必要があるかもしれません．　　　　　　　　　　　　　　　　（名古）

文献
才藤栄一：摂食嚥下リハビリテーション，第3版，医歯薬出版，2016，pp17-26，113-116．

第**3**章

上手な
栄養のとり方

食べ物で足りないときは栄養剤が効果的

> **! ワンポイントアドバイス**
>
> ・栄養剤を上手に使って効率よく栄養を取ることを考えましょう.
> ・栄養剤は自分に合ったものを使いましょう. 興味のある方は医師や管理栄養士にぜひ相談してください.

しっかり食べられていますか

　嚥下(のみ込み)状態の悪い人はどうしても食事に時間がかかります. 食事に時間をかけたからといって摂取量が十分でないことは少なくありません. 食事に時間がかかると食べることに疲れてしまいます. もともとしっかりと食べられないうえに食事時間がかかることによって疲れてしまい, 誤嚥のリスクが大きくなります. 一生懸命食べているのに痩せてくる人は, 効率よく栄養が取れていないかもしれません.

　こんなときには, 少量でさまざまな栄養が入った栄養剤を食事と併用することをお勧めします. 最近はさまざまな味や種類があり(図), 随分おいしくなってのみやすくなっています. 食事量が減ってきた, 体重が減ってきたなどの症状のある人は食事から必要なエネルギーや栄養が取れていない可能性があるので栄養剤などでエネルギーと栄養を補いましょう. 水分でムセる人には半固形(ゼリー状)のものもあります. まずは, 受診時にかかりつけ医に相談してください. 食事の補助栄養として栄養剤を処方してもらうことができます. 医師の処方のため負担は比較的少なくてすみます.

　また, 薬局やスーパーなどでも食事の補助目的として個人的に購入することもできます. これは食品扱いとなるため, 保険の適用ができず自己負担となります. 個人的に購入するとき, 糖尿病や腎臓病などの慢性疾患のある方は血糖のコントロールが乱れたり, 病状が悪化する可能性があります. エネルギーやたんぱく制限, カリウム制限, リン制限などがある方は成分の確認が必要です. 病気や嚥下状態など病状に合ったものを上手に利用するためにも, 医師や管理栄養士に相談しましょう. 　　　(長尾)

図　栄養剤の一例

・腎臓病用

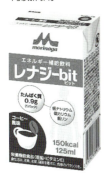 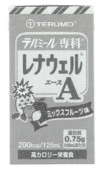 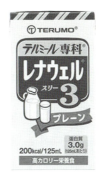

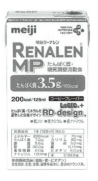 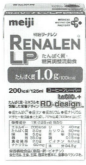

・ゼリー，ムース状

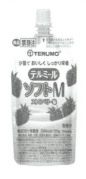 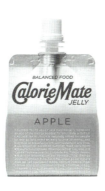

・液体

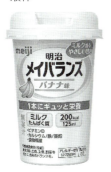 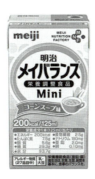 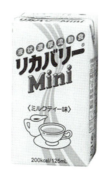 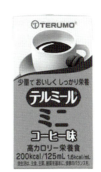

栄養は生きるための活力源

> ⚠ **ワンポイントアドバイス**
> - 栄養はさまざまなものを食べて初めて効果を発揮します．
> - ごはんもおかずも野菜も食べましょう．

栄養が足りていますか，日頃の食事内容を振り返りましょう

　お粥をお茶碗1杯食べられたからといって大丈夫でしょうか．お粥はご飯を水分でふやかしているため，お茶碗1杯のお粥は実際のところお茶碗半分のご飯しか食べられていないことになります．また，お米は炭水化物を多く含み，脂肪やビタミン，ミネラルはあまり含まれていません．

　人間の身体は，エネルギーに加え，さまざまな栄養素が必要となります（図1）．そのため，口から食べなければ必要なエネルギーや栄養素は摂取できません．エネルギーになる炭水化物や脂質，筋肉や身体をつくるたんぱく質，身体の調子を整える野

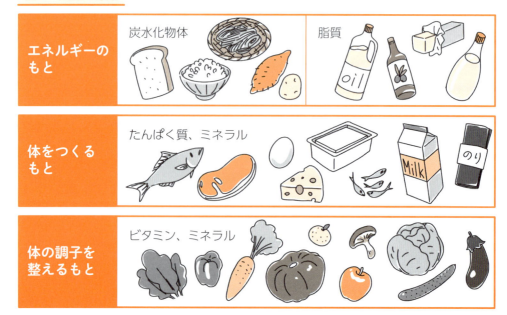

図1　食品の分類

菜や海藻，果物などは毎日必要なものとなります．

基本的な食事の取り方

　食事の基本的な取り方は，主食（ご飯・パン・麺類など）と主菜（肉・魚・豆腐・卵など）と野菜のおかずを揃えることです（**図2**）．主食は主に身体のエネルギーとなり，主菜であるたんぱく質は筋肉などの身体をつくります．野菜や果物はビタミンやミネラル，食物繊維を多く含み，身体の調子を整えたり，お通じをよくする働きがあります．食べる量が少なかったり，食べ方に偏りがでるとやせてきたり，貧血やカルシウム不足などの栄養障害が出てきます．できるだけ多くのものを食べるように心がけましょう．

　一度にたくさん食べられないときは，朝食，昼食，夕食の1日3回の食事にこだわらず，間食でしっかりと食べるようにしましょう（**図3**）．間食は決して甘いものなどのおやつのことを指すわけではありません．温泉卵やヨーグルト，おにぎりなど食事では足らないものを食べるようにしてください．必要カロリーが取れないと，体たんぱくの分解が起こり，どんどんやせていきます．筋肉を減らさないためにも少量でエネルギーの取れる油なども利用しましょう．特に身体をつくるたんぱく質（肉・魚・大豆製品・卵など）はしっかりと食べるようにしましょう．

（長尾）

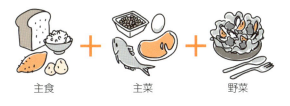

図2　食事のとり方の基本
主食　＋　主菜　＋　野菜

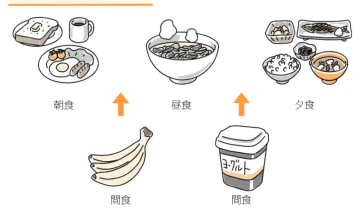

図3　食事の時間の工夫
朝食　　昼食　　夕食
間食（バナナ）　間食（ヨーグルト）

胃ろうからの水分補給で
注意すること

⚠ ワンポイントアドバイス

- 栄養剤の容量＝水分量ではありません．水分量は製品パッケージなどで確認しましょう．
- 発熱や下痢などの際は胃ろうから投与する水分量を調整しましょう．
- 胃から食道への逆流防止のために，追加の水分は栄養剤を投与する「30分ほど前」に投与しましょう．

　嚥下障害のある方にとって胃ろう（PEG）の大きな目的は，栄養管理を行って全身状態を良好に保ち，嚥下リハビリテーションを行うことにありますが，それぞれの患者さんに適切な栄養量を投与することが大切です．栄養剤の選択や量の決定には，医師，看護師，管理栄養士と相談して決定されているのではないでしょうか．では水分管理についてはどうされていますか．特に高齢者の場合は，水分が不足すると脱水になりやすく，水分が多いと心臓に負担をかけ心不全を引き起こすこともあるため，水分管理がとても重要になります．

過不足ない水分補給を行いましょう

　必要な水分を算出するにはいくつかの方法がありますが，多くの場合は以下の方法を用います．

年齢別必要量から簡易式を用いて算出する方法

　年齢，体重に合わせて水分量を計算します（**表**）．たとえば，70歳，体重50kgの場合は，1日必要水分量は25ml × 50kg＝1,250mlとなります．ただし，この水分量は体内の水分バランスを保つための最低限の水分量です．発熱，下痢，嘔吐など水

表　年齢別必要水分量

	年齢	水分量
成人	25 〜 55 歳	35mℓ/kg/ 日
	56 〜 65 歳	30mℓ/kg/ 日
	66 歳以上	25mℓ/kg/ 日
小児	1 歳（平均体重 9kg）	120 〜 135mℓ/kg/ 日
	6 歳（平均体重 20kg）	90 〜 100mℓ/kg / 日

分が失われる場合には，喪失量を考慮して余分に補給する必要があります．

水分量は栄養剤によって違います

　300mlの経腸栄養剤の水分量は300mlでしょうか．経腸栄養剤には栄養成分と水分が入っているので，容量＝水分量とはなりません．容量の70〜80％程度が水分ですが，栄養剤の種類によって水分含有量は異なるため，使用している栄養剤の水分含有量を確認することが必要です．製品パッケージや添付文書を参考にして，栄養剤の水分含有量を確認し，以下の式から，栄養剤以外に追加する水分量を算出してください（図）．

必要水分量－栄養剤の水分含有量＝追加水分量

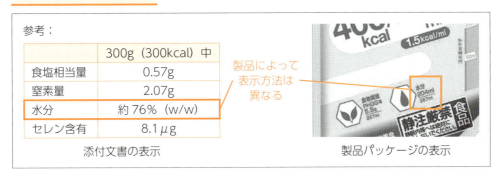

図　水分含有量の表示例

胃から食道への逆流防止には，「栄養剤の約30分前」の水分投与が有効

　胃食道逆流とは，胃の内容物が食道に逆流する現象です．嚥下機能が低下している場合，胃食道逆流をきっかけに誤嚥性肺炎を起こす可能性が高くなるため，予防することが大切です．

　胃食道逆流予防には，追加水分の投与のタイミングに注意が必要です．胃から腸へ排出される時間は，栄養剤より水の方が早いといわれています．そのため，追加水分を栄養剤の30分前に投与すれば，栄養剤投与時にはすでに水は胃から排出されているので胃内容物量を抑えることができ，胃食道逆流が起こりにくくなります．

　経腸栄養の水分補給は，日々患者さんの状態に合わせて考えることが大切になります．注入方法，水分量については，適宜医療者に相談し，介護力も考慮しながら調整していきましょう．

（柳）

おいしそうは嚥下の味方，好きなものこそ調理を工夫して

! ワンポイントアドバイス

- 楽しい！うれしい！おいしい！と思えるように工夫すれば，すべて嚥下の味方・応援団となります．

「おいしい」と思うことは上手に食べられる助けに

摂食嚥下運動を司る神経は，嚥下反射の中心がある脳幹（延髄）だけではなく，さらにその上の大脳の働きが関連しています．視覚・嗅覚・聴覚・触覚などの感覚，さらに「おいしそう！」「私の大好物！」という人間としての感情が，食べ物を食べるという行為をより円滑に上手にコントロールしてくれます．同じ形態の食べ物でも，好きなものと嫌いなものでは，のどの通りがかなり違うことは，健康な高齢者や子どもでも経験があると思います．

嚥下調整食は，ややもすれば，ドロドロの色彩感の乏しいものになりがちです．色どりや形，スパイスや酸味など，お好みのものを意識した食事にしてみましょう．嚥下障害の方でも，きっといつもより上手に食べられると思います．また，できるだけご家族の食事と同じものを食べられるようにするため，ハンドミキサーやすり鉢などでテーブルクッキングをしてみましょう（**図1**）．香りや味が新鮮で，食が進みます．介護者の方のお手間も少し減らすことができます．

市販の介護食を購入するときも，カタログなどで一緒に選ぶことで，お食事の時間が楽しみになってくるかもしれません．

私たちが「楽しい！」「うれしい！」「おいしい！」と思うことは，すべて嚥下の味方・応援団なのです．また，嚥下障害のためにご家族と一緒の外食をあきらめていませんか．ホテルのレストランなどでは，事前に相談をすれば，嚥下障害の方に対応した形態の食事をつくってくれるところもあります（**図2**）．遠慮せずに一度尋ねてみましょう．

（野﨑）

図1 普通食の加工例

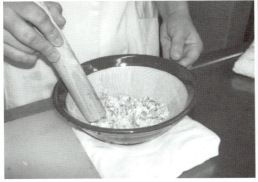

すり鉢の使用　　　　　　　　　　　　　ハンドミキサーの使用

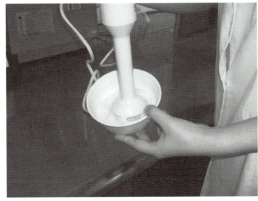

ハンドミキサーの使用　　　　　　　　　外食に持参したミルサー

(「神経・筋疾患摂食嚥下障害とのおつきあい」, 全日本出版会) より

図2 時にはご家族と外食を楽しんで

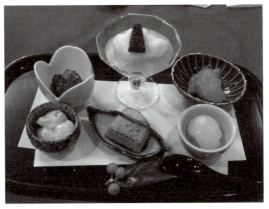

事前に予約すれば、嚥下しやすいように調理された食事を提供してくれる飲食店が増えてきています.

第**4**章

食べる環境を
整えよう

食事の自立を目指した介助

> ⚠️ **ワンポイントアドバイス**
> - できる機能をみつけて活かしながら，できない部分をサポートしましょう．

　運動障害，高次脳機能障害，認知機能低下などさまざまな原因により自力摂取が難しい場合，良好な機能を活かし，食具などを工夫することで自力摂取が可能となることがあります．また，姿勢の安定性や耐久性が低い状態で自力摂取を続けると，誤嚥や食事量低下のリスクとなります．捕食動作（食べ物を口に運ぶ動作）だけでなく，認知機能や耐久性などを包括的視点で評価し，自力摂取につながる支援が必要となります．

自力摂取の工夫

①姿勢

　自力摂取を進めていくためには，基本的にリクライニング角度60°以上に起こすことが必要となります．段階的に姿勢のステップアップを図りましょう．自力摂取では，肘をついた状態で捕食できるようにするなど上肢を安定させることで，捕食動作による姿勢の崩れを防止できると同時に疲労の軽減を図ることができます．

②捕食動作のアシスト（図1）

　スプーンや箸を持った手を包み込むようにサポートし，「自分で食べる」動作をイメージしてアシストします．このとき，肘をつき前腕の動きだけで捕食できるように

図1　捕食動作のアシスト

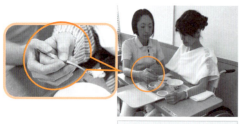
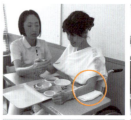
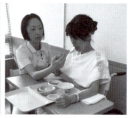

①指全体を包み込むようにサポート

②肘をついた状態で，スプーンが真っ直ぐ口に入るようにアシスト

③口に斜め下から挿入し，スプーンホールを舌に置き，口唇閉鎖を促し，スプーンを抜きます

することで，食べやすくなります．また，すくう動作はできる，食器から口に運ぶことはできるなど，できる動作を活かし，できない部分のみアシストすることが自力での食事につながります．

③食事の配置

食器から口まで運ぶ動作が困難な場合は，食事台を使用してトレーの高さを上げることで口までの距離が短くなり，自力で食べやすくなります（**図2**）．

自立につながる食器

食品をすくいやすいよう形態が工夫された介助食器があります（**図3**）．また，器を押さえることができない場合は，器の下に滑り止めマットを敷いたり，器の裏に滑り止めが付いている食器などを使用することで自立につながります．滑り止めマットは100円均一ショップなどで安価に購入できます．便利なグッズを活用して自立を目指しましょう．

（竹市）

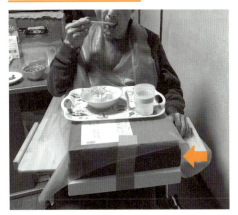

図2　食事の高さ調整

食事台を使用し，食品から口までの距離を短くすることで，自力での食事がスムーズになります．

図3　器

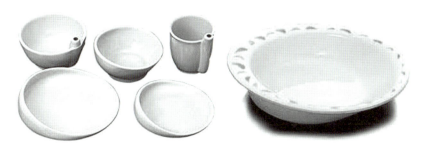

◎らくらく食器　　　　◎自助食器

裏に滑り止めがついており，底が傾斜して折り返しがあるので，片手操作でもすくいやすくこぼれにくくなります．100円均一ショップで購入可能な滑り止めマットなども上手に活用しましょう．

食べたい気持ちがあるのかを本人に確認していますか

> **! ワンポイントアドバイス**
> - 食欲があるかどうか，身体的要因からも考えることが大切です．
> - 食べたい気持ちを引き出すには，日常生活を調整する必要があります．
> - 食べたい気持ちがあるかどうか，食事を始める前に聞いてみましょう．

食べたいかどうか聞いてから食事を始めていますか

　健康状態や好みに応じて食物を食べたいと感じることを食欲といいます[1]．風邪をひいたり，緊張する仕事の前など，食欲がなくなる経験は誰もがあるのではないでしょうか．食欲がないのに，食事をしないといけない状況というのは，とても苦痛を伴うものです．そのため，「食欲はありますか」「食事を用意しても大丈夫ですか」と一言聞いてから食事を始めることが大切になります．

食欲を低下させる原因を知りましょう

　食欲はどのようにわいてくるのでしょうか．食欲については大脳辺縁系が関与することや，視床下部にある「摂食中枢」と「満腹中枢」がかかわっているといわれています[2]．食欲に影響を与えるものには，血液中のグルコース（血糖），貯蔵脂肪分解

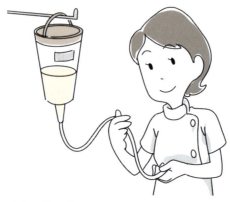

食事の後に食べれなかった分を注入で補ってみてはどうでしょう

による血中遊離脂肪酸の増加，胃の収縮，寒冷刺激，視覚，嗅覚，味覚や精神状況などがあります[1]．そのため，胃ろうや経管栄養などの栄養剤の注入で空腹になる時間がない，体を動かさない，薬の副作用が生じる，覚醒状態が悪く食事の認識ができないなどの身体的要因があると食欲は低下します．また，嚥下障害の人は食事形態が嚥下機能に適していないため，食べにくいから食べないということがあるので注意が必要です．

日常生活の調整をしましょう

食欲を引き出すには，日常生活での調整や環境設定が必要です．お腹が空く時間がなければ，食欲を感じることは難しくなります．特に経管栄養や胃ろうなどで栄養を摂取していると定期的に注入を行うため，空腹感が生じにくくなります．そのため，注入量や注入時間の調整が必要です．また，ベット上での生活が長くなると活動量が低下し，胃腸の動きも悪くなります．車いすに乗ったり，散歩したりする時間をつくり，活動量を増加させ胃腸の動きを助ける支援も大切です．心理的には周りでたくさん食べている人がいると食べたくなる傾向があるともいわれています[3]．食事時の周囲の環境設定も大切な支援の一つです．　　　　　　　　　　　　　　　　（西）

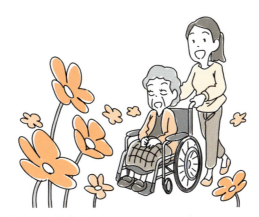

車いすで散歩するのもよいでしょう

文献
1) 中村美和子，長谷川恭子（編）：わかりやすい栄養学，第4版，ヌーヴェルヒロカワ，2015，pp103-105．
2) 山田好明：よくわかる摂食・嚥下のメカニズム，第2版，医歯薬出版，2013，pp49-55．
3) 櫻井 武：食欲の科学 食べるだけでは満たされない絶妙で皮肉なしくみ，講談社，p153．

「おいしい？」と聞きたいけれど，ちょっと待って！

> **! ワンポイントアドバイス**
> - 食べている最中に話しかけるのは危険！ 誤嚥（ごえん）するリスクが高まります．
> - のみ込んだかどうかは，のどぼとけが上下したかで確認してください．
> - しっかりとのどぼとけが下がってから「おいしい？」と聞きましょう．

食べている最中の方に話しかけた経験はないですか

　なかなか食べられなかった方がようやく一口何かを口にできたときは，周囲の人はうれしくてつい「おいしい？」と聞いてしまいます．しかし，その質問はしっかりと「ごっくん」とのみ終わってからにしてもらいたいです．

　一口食べてもぐもぐと口に入れているときに，周りから間髪入れず「おいしい？」と質問されると，聞かれた方もつい「うん，おいしいよ」と答えたくなります．実際，食べている最中に返事をしたことで，ムセてしまう場面をよくみかけます．このように，口の中に食べ物を入れた状態で話をするというのは，ムセたり，誤嚥する危険性の高い，とても危ないことなのです．

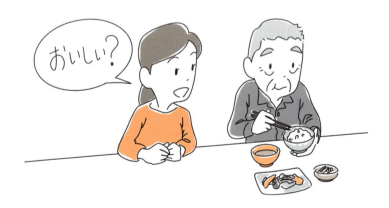

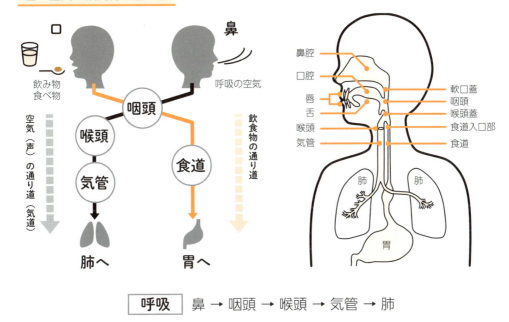

図 空気と飲食物の通り道

呼吸 　鼻 → 咽頭 → 喉頭 → 気管 → 肺
飲食物 　口 → 咽頭 → 食道 → 胃

(西尾，2008)[1]を改変

食べ物の通り道と空気の通り道の交差点があります

　私たちの体は，話をする（空気の）通り道と食べ物をのみ込む通り道が同じで，のどで交差しています（図）．食べ物はのどを通って食道へ，話をするときは呼吸の通り道を使って，肺からの空気が声帯を振動させて声を出します．まさにのみ込もうとしているときに，声をかけられて話すことは，この交差点で間違って，食べ物が肺の方へ入ってしまう危険を招きます．

話しかけるタイミングはのどをみて

　食事をしている方に話しかけるタイミングは，食べている方ののどをみてください．「ごっくん」とのみ込むとき，のどぼとけが一度上がって下がります．このこのどぼとけの動きをよくみてください．しっかり下がったのを確認してから，「おいしかった？」と聞いてみてください．「おいしいよ」と笑顔で答えてくれるはずです． 　　（石塚）

文献
1) 西尾正輝：摂食嚥下障害の患者さんと家族のために 第1巻 総合編，改訂第3版，2008．

声を聞いてちゃんと
のめているか確認しましょう

> **！ワンポイントアドバイス**
> - 食べているときにうがいのような「がらがら声」がしたら，のどに食べ物が残っているかもしれません．
> - 「がらがら声」がしたら，「ゴホン」と咳払いをして，のどの食べ物を除去しましょう．
> - かすれ声の場合は，発声練習や咳払いの練習で，誤嚥(ごえん)防止に努めましょう．

食べているときに話すとがらが声になっていませんか

　ものを食べたり飲み物をのんだ後に，「がらがら」とうがいをしているような声になることがあります．これは「湿性嗄声(しっせいさせい)」といって，のどに食べ物や飲み物が残っているサインです．

　のみ込んだあとに，口の中に食べ物が残っていないことを確認してから，「あー」と声を出してみましょう．「がらがら」とうがいをしているような声になっていたら，「ゴホン！」と咳払いをしてみてください．のどに残っていたものが咳をすることできれいになり，さらに唾液をのみ込むことで，残った食べ物をのみ込むことができるようになります．

　のどの状態をみた写真をみてください（図）．①ではのどに食べ物が残っていますが，咳払いをした後は②のようにきれいになっています．一口ごとに声を出していては，食べるのに時間がかかってしまいますので，何口か食べたら声を出して確認してみてください．

声がかすれていませんか

　声がかすれているという方もいると思いますが，高齢者の中には声帯がやせてきてしまい，左右の声帯に隙間ができて声がかすれることがあります．また，反回神経麻痺(はんかい)といって，声帯が麻痺してしまうと，左右の声帯が十分に閉じることができず，かすれた声になります．この場合は「ゴホン！」という咳払いも弱くなります．

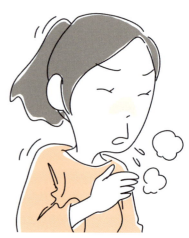

図　のどの画像

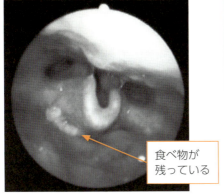
①湿性嗄声
のどに食べ物が残っており，発声するとがらがらとうがいをしたような声になることがあります．

食べ物が残っている

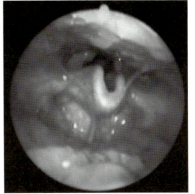
②咳払い後
「えへん！」と咳払いをすると，のどに残った食べ物が咳と一緒に排出されて，のどがきれいになっています．

　咳払いは，気管に食べ物や飲み物が入ってしまわないように防ぐ役割があります．しかし，この咳払いが弱いと咳をしても十分に出し切れず，気管に入る危険があります．

声のリハビリをしましょう

　普段からよい声を出す練習をすることは，コミュニケーション面だけでなく，のみ込み（嚥下）面にもよい影響を与えます．

＜発声練習の方法＞
①ゆっくり深呼吸（鼻から吸って口から吐く）．
②（肩には力を入れず）「あー」「おーい」などお腹に力をいれて大きな声を出す．
③「は」「ひ」「ふ」「へ」「ほ」と，は行の練習をする．
④声がかすれている場合は，壁を押しながら「あー」と発声するのもよいでしょう．

（石塚）

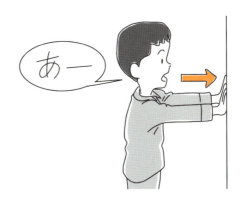

食べるときはテレビを消そう

> **! ワンポイントアドバイス**
> - テレビの位置がどこにあるか，環境設定に気をつけてみましょう．
> - 嚥下（えんげ）機能が低下している人には，テレビを消して食べるように声かけしましょう．
> - テレビの音も聞こえないように配慮しておきましょう．

テレビをつけたまま食べてもらっていませんか

家族とテレビをみながら話したり笑ったりしての食事は日常的によくみる食卓の光景です．しかし，誤嚥の危険がある人にとっては，テレビをみながらの食事はさらに誤嚥のリスクが高まることがあります．

テレビがついていると画面に注意が向くため，食べることへの注意がそれてしまい多量に口に入れてしまう，食べていることを忘れてしまう，前のめりになり姿勢が崩れるなど誤嚥（ごえん）しやすい危険な状態をつくってしまうことがあります（**図**）．テレビを消して食事に集中して食べることの利点は，一口量，噛（か）むこと，のみ込むことを意識できることです．より意識して食べてもらう必要がある人には，嚥下の意識化（think swallow）という方法もあります（**表**）．

図　テレビをみながら食べている様子

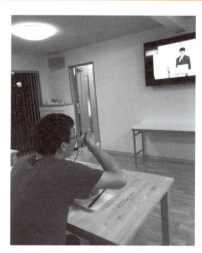

テレビをみながら食べているため，姿勢が崩れ一口量が多くなりやすい．

テレビは消して食事をしましょう

テレビをみているときに急にテレビを切られてしまうと，「みていたのにどうして」と患者さんに不快な思いを与えてしまいます．そのため，食事前の説明や環境設定が大切になります．食事は集中して食べたほうが誤嚥の危険性も低く，食べやすくなることを事前に患者さんにわかりやすく説明しておくのも一つの方法です．また，食堂

表 嚥下の意識化；think swallow	
意義	口腔内の飲食物の移送から嚥下を「意識化」することで嚥下運動を確実にし，誤嚥や咽頭残留の防止を狙う．
適応	・重度障害ではないのに，水分を何気なく飲み込んではむせている場合． ・咀嚼が不十分なままに飲み込もうとする場合． ・嚥下のタイミングが悪いためにムセなどのトラブルを起こしている場合．
方法	口腔内の飲食物の位置や咀嚼のリズム，食塊形成を意識してのみ込むことを促す． 一口ずつの咀嚼や水分の口腔内移送を，実際の本人の経過とともに解説しながら「ごくん」とのみ込むことを促すとよい．
留意点	患者が自分自身で口腔内の状況をフィードバックできることが必要である．

(文献 1 より引用)

などで食べる場合は，食事の時間はテレビを消すことを，一緒に食べる人にも説明しておくとよいでしょう．テレビが目の前にあるとどうしてもつけたくなるので，テレビが視界に入らないような環境設定も時には必要になります．

テレビの音も聞こえないように配慮しましょう

テレビがみえない位置なら大丈夫だからと，テレビの音はそのままで設定する場面もよくみられます．視界からそれると集中して食べられる人にはよいのですが，テレビの音は意外と気になるものです．興味のある内容が聞こえてくると，みたいと思うのは自然な反応でしょう．わざとみせてもらえないようにされていると，誤解を生むことは避けたいものです．

しかし，施設の今までの習慣があり，テレビを食事の時間に消すと困るといわれる患者さんが多くて難しいということもあるのではないでしょうか．そのため，多職種で話し合い，施設の食事時のルールとする，患者さんへの誤嚥予防の啓発も行っていくなど，テレビは消して食べることを習慣化していくことも大切な支援の一つです．

(西)

文献
1）日本摂食嚥下リハビリテーション学会（編）：日本摂食嚥下リハビリテーション学会 e ラーニング対応 第 4 分野 摂食嚥下リハビリテーションの介入 II 直接訓練・食事介助・外科治療 -Ver.2，医歯薬出版，2015，p42.

ながら食べをしていませんか

> **! ワンポイントアドバイス**
> - テレビや新聞をみながらの食事はやめましょう．
> - 眠いときの食事は避けましょう．
> - 食事に集中できる環境を設定をしましょう．

テレビをみながら食事をしていませんか

"ながら食べ"と聞いてまず頭に思い浮かぶのはテレビをみながらの食事かと思います．テレビをみながら楽しい気分で食事をとることは悪いことではありませんが，テレビをみることで目の前の食事に集中できなくなってしまい，嚥下障害の方は誤嚥リスクが高くなってしまいます（**図1**）．

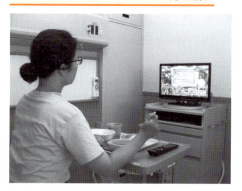

図1　テレビをみながらの食事風景

寝ながら食べていませんか

施設や病院にいる方，もしくは自宅でも介護ヘルパーなどを利用されている方は「座っているとご飯を持ってきてくれる人がいる」という環境にあります．そんな方のなかには，うつらうつらと傾眠傾向のままお食事を出してもらい，食べているという場面をみたことはないでしょうか．そんな方は食事への集中が向いていない状態にあるといえます．こういう場面での食事はテレビをみながらの食事よりも誤嚥リスクは高くなっており，注意が必要です．可能であれば，覚醒を促すためにも体を動かしたり，散歩してみてはどうでしょうか．また，嚥下体操（p108 参照）を行うのもよいかと思います．それに加え，日中の傾眠傾向が強い方には，その方の生活リズム（昼夜逆転の有無や食事時間など）を確認してみてください．

昼夜逆転（睡眠障害）の方への対応
- 日光を浴びる：朝に太陽の光を浴びて目を覚ます．
- 日中の活動量を増やす．

- 眠りやすい環境を整える．
- 規則正しい生活サイクルをつくる．
- 服薬中の薬を確認する：睡眠に影響を及ぼす副作用のある薬を飲んでいないか．

食事に最適な環境とは

　安全な食事摂取にはまず食事に集中できるような環境づくりが必要です．たとえば，可能な限り耳から入る刺激（テレビ，音楽，騒音）や目から入る刺激（テレビ，新聞）を与えない状態にしてください．他にもお食事をとる机の上にも注目してください．図2のように机の上にお食事以外にも物がたくさん置いてある状況では，そちらに注意が逸れてしまいます．そのため，お食事のときには，必要な物以外は置かないようにしましょう（図3）．食事に集中できる環境を提供し，安全に食事がとれるようにしましょう． 　　　　　　　　　　　　　　　　　　　　　　　　　　　　　　　　（木村）

図2　食事に集中できない環境

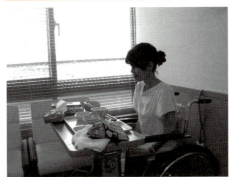
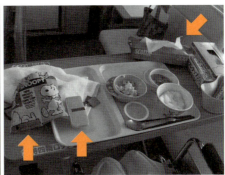

食事の置かれた机の上をみてみると，食器以外にも携帯電話やポーチ，ティッシュなどがたくさん置かれています．

図3　食事に集中できる環境

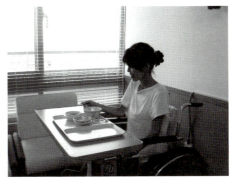

- テレビはつけない．
- 机の上には，食事に必要なもの以外は置かない．

介護は体力，家族も栄養を
しっかりとりましょう

> **! ワンポイントアドバイス**
> ・介護する家族も患者さんの一部，しっかり食べて体調を整えましょう．

介護の終わりは予測できない

　「介護疲れ」という言葉を聞いたことはあるでしょうか．誰かを介護するということは，今までの生活が一転します．家族を介護することによって自分の時間を割かないといけなくなります．初めは気が張っていますが，介護が長期にわたるとだんだん疲れが出てきます．小さな子どもではないので，体力が必要です．子育ては時が経てば終わりますが介護の終わりは予測できません．

　厚生労働省健康局総務課生活習慣病対策室の平成 28 年国民生活基礎調査報告では，介護者は同居をしている配偶者が 25.2％で最も多く，次いで子が 21.8％，子の

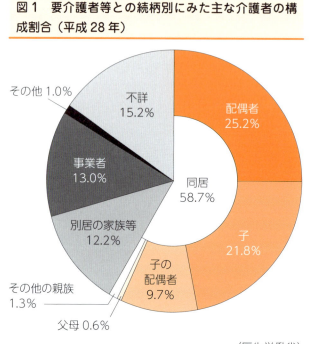

図1　要介護者等との続柄別にみた主な介護者の構成割合（平成28年）

（厚生労働省）

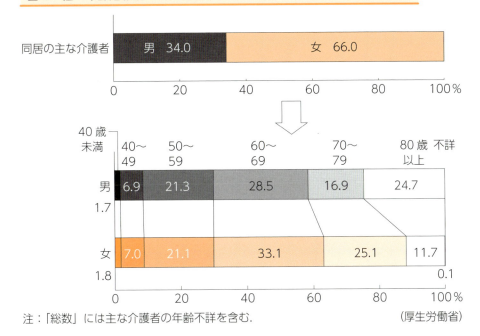

図2 性・年齢階級別にみた同居の主な介護者の構成割合（平成28年）

注：「総数」には主な介護者の年齢不詳を含む． （厚生労働省）

配偶者が9.7％と全体の58.7％が同居者である家族が介護を行っています（図1）．年齢別にみても男女ともに60〜69歳が多くなっているのがわかります（図2）．

介護者の体調管理を心掛けましょう

　仕事を抱えながら家族の介護をされている方もたくさんいます．現在は高齢者の二人暮らしも珍しくなく，誰の助けも借りず，夫や妻が一方を介護している人もいます．いくら医療者がよい訓練や食事の指導をしても介護する家族がいなければ何もなりません．介護する家族の体調が悪ければ，患者さんにとってよい介護は受けられません．介護者がいてこそです．自分の体調もしっかりと管理をしてください．食事はしっかりと食べて，睡眠をしっかりととりましょう．

困っていることは相談しましょう

　以前，栄養指導に来られた患者の娘さんは，食事の話をしていても伏し目がちでとても疲れた様子でした．話を聞くと，早朝から仕事に行き，帰宅後は母親の世話で疲れ果てて食事も十分にとれていなかったのです．そのうえ，娘さん自身も病気を抱えて悩んでいるとのことでした．本当は母親の介護どころではなかったのです．
　私たち医療者はどうしても患者さんに目が向きがちです．介護者である家族の方々も遠慮なく困っていることがあれば相談してください．必ずその方に合ったケアプランがあるはずです．困っていることが少しでも解決できるかもしれません． （長尾）

第 **5** 章

お口のチェックは
食生活の基本

入れ歯を使っておいしく安全に

> **！ ワンポイントアドバイス**
>
> ・入れ歯を活用して，安全でおいしい食事を食べましょう．

　入れ歯（義歯）は，食べる，話すといった口腔機能の維持・向上のために必要です．また，口腔の機能だけでなく認知，呼吸，活動，栄養など全身的な変化をもたらします．食べることにおいて，咀嚼だけでなくのど（咽頭）への送り込み，飲み込む圧などにも影響します．そのため，ゼリーやペースト食などでも，入れ歯は必要となります．入れ歯を上手に使い，食の QOL 向上を図りましょう．

入れ歯が食べることに及ぼす影響：利点

- **姿勢**：踏ん張る力が向上し，姿勢が安定します．
- **認知**：奥歯で噛むことにより脳に刺激が入り，覚醒や認知機能改善につながります．
- **口に取り込む**：前歯で噛み切り，一口量を調整して口に取り込むことができます．
- **咀嚼**：奥歯で食べ物をかみ砕き，すりつぶす力や，唾液と混ぜ合わせのみ込みやすくまとめる（食塊形成）ための舌運動が向上します．また，口腔内の容積が少なくなり，舌の機能が低下している場合にも，口腔内の残留軽減につながります．
- **のどへの送り込み**：舌尖（舌の先）を前歯の後に固定し，口腔内の圧を高めてのどに食塊を送り込む力が向上します．
- **のみ込む**：奥歯でしっかり噛むことで，のど（喉頭）がしっかり挙上します．また，のみ込むときに舌を口蓋に押し付けることができ，のみ込む圧の向上によりのど（咽頭）の残留の軽減が図れます．

安定しない入れ歯が食べることに及ぼす影響：問題点

　安定していない入れ歯を使うことで不快となり，集中や食物認知の低下となります．また，長期間入れ歯を使用していない方が使用した場合や舌の動きが低下している方では，下顎の位置や高さ（顎位）が変わり，咀嚼，のどへの送り込み，のみ込みなどを阻害する場合があります．食べる機能を評価して入れ歯を使いましょう．

　また，入れ歯の口蓋部を厚くし，舌と口蓋の接地を改善する嚥下補助装置（palatal augmentation plate；PAP）を装着した入れ歯もあります．

入れ歯は，前歯での噛み切りが難しく，自分の歯に比べ噛む力は1/3程度となります．そのため，硬い食べ物，繊維が多いもの，葉物などの薄いものはのみ込みやすい形にまとめにくくなります．また，粘性が高い食べ物は，入れ歯が外れやすく食べにくいため避けましょう．

表　入れ歯で食べにくい食品

細かく入れ歯に入り込む食品	ナッツ，ゴマ，イチゴなど
薄い食品	葉物野菜，わかめなど
噛みごたえがある食品	ステーキ，イカ，たくわんのようなお漬物など
硬い食品	するめなど
くっつきやすい食品	もち，ガムなど

入れ歯の使用が難しい場合

　入れ歯を入れることで，口元がきれいになり若々しくみえる，しゃべりやすくなる，踏ん張る力が向上し転倒の軽減につながるなど，食べること以外でも多くの効果が期待できます．しかし，意識レベルが低い，覚醒状態が悪い，認知症の進行など誤飲のリスクとなる場合や，治療の妨げとなる場合（気管内挿管中など）は外して管理しておきます．全身状態，口腔状態が改善すれば，早期に使用の再開を検討しましょう．

入れ歯が合わない場合

　入れ歯が合わない原因は，骨や口腔粘膜の形態変化，残歯のむし歯，歯周病の進行などによる口腔環境の変化に加え，低栄養や，脱水などによる口腔内乾燥などがあります．早期に歯科を受診し，調整してもらうことが必要です．入れ歯安定剤などを使用する場合は，味や匂いによって食欲が落ちる場合もあるので，状態に合わせて正しく使いましょう（図）．

（竹市）

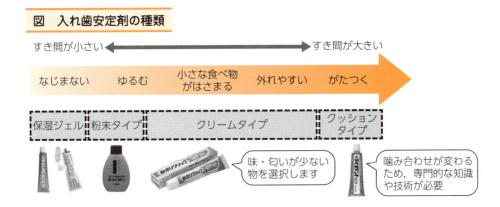

図　入れ歯安定剤の種類

誤嚥の原因はお口の中の汚れから

> **❗ ワンポイントアドバイス**
> - お口が汚れている人は，のども汚れています．のどの汚れが誤嚥につながります．
> - 寝る前は特にお口をきれいにして，夜間の誤嚥を防ぎましょう．
> - 食べていない人こそ，お口をきれいにして誤嚥を予防しましょう．

食べているときだけ，誤嚥が起こると考えてはいませんか

　のみ込みに問題がある人にとって食べているときの支援は，誤嚥防止のために重要です．そのため，誤嚥予防は食べているときだけ行えばよいと思われがちですが，食べているとき以外でもお口（口腔内）が汚い場合は，誤嚥の危険性が高くなります．

　図1はお口がきたない人の，のどの画像です．このように，お口が汚れている人の多くは，のどもお口と同じように汚れており，のどにあるきたない痰などを，繰り返し誤嚥していくことで，誤嚥性肺炎の原因になります．誤嚥性肺炎は，口腔・咽頭粘膜の中の細菌が原因になって起こされる肺の炎症であり，口腔内の細菌が関与しているといわれています[1]．そのため，普段から口腔内を清潔な状態に保つことが重要です．

図1　痰がチューブにもからんだ汚いのど

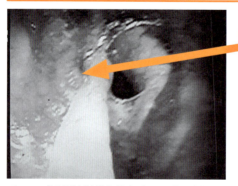

お口が汚れている人は，お口と同じようにのども汚れています

チューブは経管栄養を投与する目的で挿入されます．

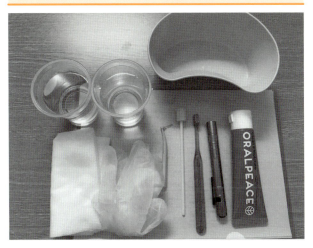

図2 口腔ケアグッズ例（歯間ブラシ，スポンジブラシ，歯ブラシ，ライト，保湿ジェルなど）

口腔ケアのポイントを抑えておきましょう

　健常な人は，自分で歯ブラシを使用し，うがいをしてお口のなかを清潔な状態に保てています．しかし，嚥下障害のある人は，自分でお口を清潔な状態に保つことが難しくなります．また，口腔内は，凹凸のある空間のため，一見するときれいにみえていても汚れが隠れていることがあります．そのため，口腔ケアを有効的に行うには，歯や粘膜の状態に合った適切な口腔ケア用品を準備することが大切です（図2）．特に高齢者では歯の間の隙間が広くなり，汚れが歯の間に残りやすくなります．適切なサイズの歯間ブラシを使用することで，有効的な口腔ケアにつながります．

　食後の口腔ケアは行われていても，寝る前の口腔ケアが十分でないことがあります．健常な人でも，夜間などに唾液を誤嚥しているといわれています[2]．誤嚥予防のためには，特に寝る前の口腔ケアが重要です．

　胃ろうや経管栄養のみで栄養摂取している人や，経口摂取をしていない人は，口腔内に細菌がとどまりやすくなります．お口から食べていない人こそ，口腔ケアを徹底していくことが大切です．

（西）

文献
1) Kikuchi R et al：High incidence of silent aspiration in elderly patients with community-acquired pneumonia. *Am J Respir Crit Care Med* **150**（1）：251-253, 1994.
2) Gleeson K et al：Quantitative aspiration during sleep in normal subjects. *Chest* **111**（5）：1266-1272, 1997.

食べる前にお口の準備も忘れずに

> **⚠ ワンポイントアドバイス**
> - 食べる前に乾燥や汚れがないか口腔内を観察し，必要時には食べる前に口腔ケアを行いましょう．
> - 適合している義歯がある人には，義歯の装着を忘れずにしましょう．
> - 舌や口唇の運動など，お口の準備体操をして，食べるための準備を整えましょう．

食べる前にお口の準備をしていますか

　食べる前は，姿勢を整えたり，環境を整えたりと準備をします．しかし，お口の準備は意外と忘れられていることがあります．お口の準備が整っていないと，おいしく食べられないだけでなく，誤嚥や窒息の危険性も高くなってしまいます．たとえば，お口の中が痰などで汚れていた場合は感覚が鈍くなり，食べ物が口に入ったのがわかりにくく，最初の一口はお口の汚れと混じって苦い味を生じたりします．また，乾燥した舌では，甘いものの味を感じにくいといいます[1]．

　そして，嚥下障害のある人はお口の周りの動きが悪いことが多いので，準備せずに食べると咀嚼やのみ込みがうまく行かないということがあります．誤嚥は食べ始めが多いので，はじめにお口を整えておくことは重要です．

お口の状態を確認し，お口の準備運動をして食べ始めましょう

　お口の準備には，次の3つのステップで行いましょう．

ステップ1：お口をきれいにしましょう．食べる前にはお口のなかを確認し，汚れている場合は口腔ケアを行います．また，義歯の汚れがある場合は洗浄を行います．また，乾燥がひどい場合は，うがいを促すなどお口の中が適度な湿潤環境になるようにケアする必要があります．冷水を使用してうがいをすると適度なお口への刺激となることもあります．

ステップ2：義歯を装着しましょう．適合している義歯がある場合は装着します．

ステップ3：お口の動きを引き出す準備体操をしましょう．「あいうべ体操」はお口の動きを引き出すために有効な準備体操となります（図）．口を開けると顎がカクカクと音がするような人や顎が外れやすい人は，「あ」というときに無理をしないように気をつけて行いましょう．

図　あいうべ体操

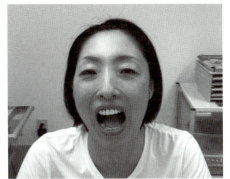
「あ」と開口して声を出します．

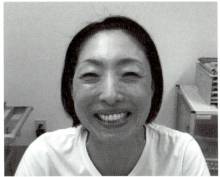
「い」と声を出し，口角をしっかり横にひきます．

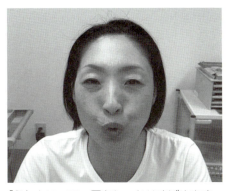
「う」といって，唇をしっかりすぼめます．

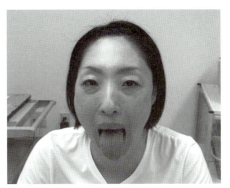
「べ」と言って，しっかり舌を出します．

　また，十分覚醒できるような支援，姿勢調整，環境調整をお口を整える際に一緒に行うことにより，より食事への準備が整います．ただし，神経難病疾患や慢性呼吸器疾患などをもつ患者さんは，食べるという行為そのもので疲れがでやすいため，食べる前に疲れすぎないように配慮することが必要になることもあるので注意してください．
（西）

文献
1）山田好明：よくわかる摂食・嚥下のメカニズム，第2版，医歯薬出版，2013，p60．

食べたら磨こう，歯も舌も

！ ワンポイントアドバイス

- 舌，口蓋，歯の間，歯の裏，頬とみえにくい場所もしっかりライトを当ててお口の中を確認しましょう．
- 歯は歯ブラシを使用してきれいにし，舌は磨き過ぎに注意してきれいにしましょう．
- "ぶくぶくうがい"が十分にできない場合は歯磨き粉の使用は控えましょう．

食べた後のお口の中をみていますか

　嚥下障害のある人の食べた後のお口は，汚れを著明に認めることが多々あります．そのため，食後に口腔内を観察する習慣は重要です．一見きれいにみえている口腔内であっても，明るい LED ライトなどを使用し観察すると，汚れが隠れていることがあります．また，左の舌の動きが悪い人は左に食物残渣が残りやすいなど，食物残渣の位置などでも嚥下障害に関するお口の動きがわかります．食べた後のお口の観察をすることは大切です．

食べた後には歯も舌もみがきましょう

　食べた後は，歯がある場合は歯ブラシを使用してしっかりブラッシングすることが大切です．歯に付着しているネバネバした細菌の塊であるバイオフィルムは，必ず歯ブラシでしっかりブラッシングし，取り除く必要があります．舌の清掃も忘れず行うことが大切です．しかし，舌にある味蕾（味覚を感じるところ）は傷つきやすいため，無理に何回もこすることのないように気をつけましょう．

うがいは本当にできていますか

　うがいには，「ぶくぶくうがい」と「がらがらうがい」の2種類があります．ぶくぶくうがいとは，水をのんでお口を閉じ，頬をふくらませ，くちゅくちゅとするうがいのことです．がらがらうがいとは，水をのんでお口を開け，頭部を後屈（後ろに曲げる）させて呼気を利用して行ううがいのことです（**図 1**）．がらがらうがいで首を後屈させた姿勢で水分を口腔内に入れると，嚥下に問題がある人にとっては水分を誤嚥する危険性が高くなるため注意が必要です．そのため，嚥下に問題がある人などに

図1 がらがらうがい

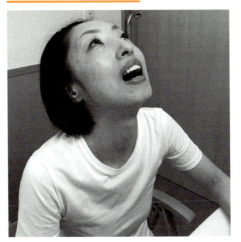

頸部が後屈するため嚥下障害のある人には危険です．

図2 ぶくぶくうがい時の口の状態

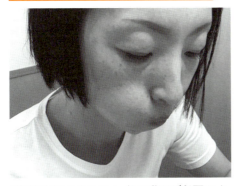

お口を閉じられること，頰の動きが必要です．

図3 ぶくぶくうがい時の吐き出す力

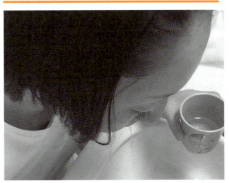

しっかり水を口腔内から吐き出せる力が必要です．

は避けるように説明しましょう．

　一方，ぶくぶくうがいも気をつけたほうがよいときがあります．うがい時の水分を出せずにのみ込んで誤嚥してしまうときなどです．また，ぶくぶくうがいには口唇や頰の動き，吐き出す力が必要になるため（**図2，3**），これらのお口の動きが不十分な人はぶくぶくうがいが有効にできないことあります．歯磨き粉を使用すると，十分な洗浄が必要となりますが，ぶくぶくうがいが有効にできない場合は，口腔内に残ったままになります．歯磨き粉は，十分なぶくぶくうがいができるかどうかを確認してから使用しましょう．

（西）

もうひと噛みで寿命が延びる?!

> **ワンポイントアドバイス**
> - 歯の本数が多い人ほど寿命が長い傾向があります．
> - 入れ歯になっても大切なのは噛み合わせです．
> - 歯の健康を保つことが寿命を延ばします．

歯の本数が多い人ほど寿命が長い（図1）

国内の特定地域住民約6,000人を対象とした15年にわたる研究の中で，噛む機能をなす歯＝機能歯を10歯以上もつ人とそうでない人では「機能歯10歯以上」の群が「機能歯10歯未満」の群に比べて，60歳以上の男性で生存期間が長くなる，つまり寿命が延びる傾向がみられました．80歳以降では，男女いずれにおいても生存期間の違いが顕著にみられます．

つまり歯の本数の違いが寿命に大きくかかわっていることがわかります．高齢になっても自分の歯をより多く保てている人は寿命が長いということがいえます．

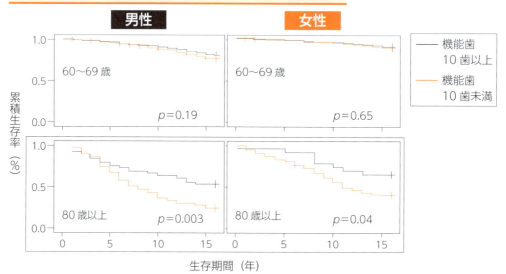

図1　機能歯数（10歯未満／10歯以上）と生存期間の関係

（厚生労働省：口腔保健と全身的な健康状態の関係について）より引用

歯を失ってしまったら寿命は短くなるの？

　歯を失い入れ歯になったからといって，寿命が短くなるとは限りません．重要なのは噛み合わせが機能できているかどうかです．特に臼歯部（奥歯）の噛み合わせがちゃんとできているかが大切なポイントとなります．

　噛めなくなることで食べるものに偏りがでてしまい，十分な栄養がとれなくなってしまうことが寿命を短くする一因といわれています．残っている歯が多くても噛み合わせができていなければ，食物をしっかりとかみ砕くことはできません．たとえ総入れ歯でも，噛み合わせがきちんと機能できていることで寿命を長くすることができやすくなります．

歯を抜いたままにしていませんか？調子の悪い入れ歯を使ってはいませんか？（図2）

　歯は親知らずを除いて，上の歯14本，下の歯14本の合計28本の歯で成り立っています．1本でも抜けてしまうと噛み合わせのバランスが崩れてしまい，他の歯に対して負担がかかってしまいます．そのため，抜けた場合は補う必要があります．また，調子が悪い入れ歯を使い続けると歯茎に傷ができたり，噛む力が弱くなったりします．自分では入れ歯の噛み合わせが合っていると思っていても実はガタガタで全然合っていないというケースがよくあります．このようなことが起こらないためにも，年齢にかかわらず定期的に歯科医院でお口の状態を確認してもらい，メンテナンスを受けるようにしましょう．

　よく噛んで，ゆっくりと楽しみながら食べることは，心と体の健康を保ち，生活の質（QOL）も高めてくれます．そして歯の健康を保つことによって寿命を伸ばすことができます．

（尾崎）

図2　噛み合わせを維持するためには

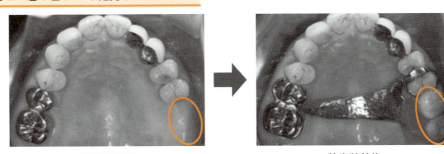

義歯装着前　　　　　　　　　義歯装着後

上の図は上顎の写真です．左図〇印の部分は歯が抜け，欠落しているので噛み合わせができていません．奥歯がある方ばかりで噛むこととなり，結果的に噛み合わせのバランスが崩れてしまいます．右図〇の部分に欠損していた部分を補うために入れ歯（義歯）を装着しています．また反対側の部分にも支持（点線部分）をもたせることによってしっかりとした噛み合わせができています．

第6章

食べ方の
コツを知ろう

食べ物を詰めすぎないで！のどに詰まりやすい食物を知っておこう

> **⚠ ワンポイントアドバイス**
> ・「もち」「米飯・おにぎり」「パン」は食物窒息の上位3つ．お口の処理能力以上に食べ物を入れないで．

食べ物の窒息事故は非常に多い

　食事は楽しむものです．大好きなメニューならば，日ごろ慎重な方もパクパクとお口に運ぶかもしれません．また，介助される方も「次をちょうだい！」と言われたら，まだその前に食べたものがごっくんできていないのに，つい大きなスプーンでお口に入れてあげてしまうこともあるのではないでしょうか．しかし，お口の処理能力は決まっています．急ぐと食べる能力が追いつかず，食べ物をのどに詰めらせる原因になります．また，のどに詰まりやすい食べ物も知っておく必要があります．

　日本人の死因の第6位は不慮の事故ですが，そのなかには食物窒息が多く含まれています（**図1**）．また，厚生労働省によると，年末年始を挟む12〜1月は窒息事故が大きく増え，東京消防庁の報告では，2011〜15年に都内でもちを詰まらせて

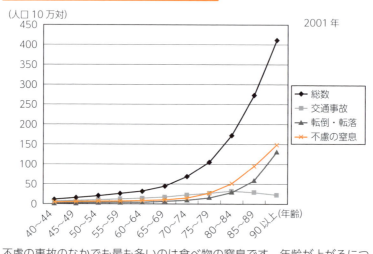

図1　不慮の事故死亡率：年齢別推移

不慮の事故のなかでも最も多いのは食べ物の窒息です．年齢が上がるにつれ，その数は増加します．

562人が救急搬送されました．2018年1月1日には，東京都内だけで55〜90歳の男女15人が救急搬送され，うち2人が死亡し，7人が重体でした．

　食物窒息は不慮の事故に分類されていますが，本当に「不慮」の事故なのでしょうか．予測でき予防できるものはなかったのかと私たちはいつも思いながら，患者さんに以下の食品のお話をしています．

窒息を起こしやすい食べ物と窒息時の対処法

　窒息する食べ物の第1位は「もち」，第2位は「米飯・おにぎり」，第3位は「パン」です（図2）．特にパンは窒息しやすいとお話しすると，患者さん・ご家族は「あんなに柔らかいのに」とびっくりされます．パンは，お口の中にしばらく入れていると，唾液などを吸って膨らみ，のどの内側にくっつきやすくなって窒息のリスクが高まります．そのため，食べるときは小さくちぎったり，牛乳やコーヒー・紅茶に浸すなどして工夫をしましょう．

　また，クッキーのような口の中でパサパサするものはムセやすく，ピーナッツのように一気にのどに吸い込まれるものは誤嚥・誤飲の原因となることが多いので気をつけましょう．万が一窒息した場合は背中を叩くか，吸引器で吸引しましょう．（野﨑）

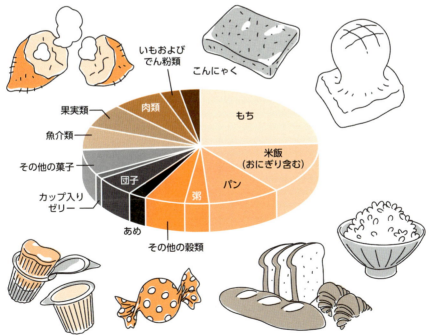

図2　窒息を起こしやすい食べ物

「食品による窒息の現状把握と原因分析」調査　平成19年度　厚生労働科学特別研究事業報告書

ペットボトルを
そのままのんでいませんか

！ ワンポイントアドバイス

- ペットボトルから直接のむと，頸部が後屈して誤嚥しやすくなります．
- ペットボトルの口元は狭いので，一口量が多くなる可能性があります．
- のみ込みの悪い人は，ペットボトルの水をコップに移してからのみましょう．

ペットボトルからどのようにのんでいますか

　外出したときなど，ペットボトルの商品を購入してのむことは，日常的によくみられる光景です．しかし，どのようにのんでいるかということは，あまり考えることはないかもしれません．

　私たちはペットボトルを使用しているときには，多くの水分を口に入れてのみ込んでいます．健常な人にとっては，特に違和感なく行っているのみ方ですが，嚥下に問題のある人にとっては誤嚥の危険性が高いのみ方になります．

ペットボトルの使用は頸部が後屈するので避けましょう

　ペットボトルの口元は狭くなっているため，本来ののみやすい頸部の姿勢では，のむことができず，どうしても**図1**のように頸部が後屈（後ろに曲がる）してしまいます．この頸部を後屈した姿勢は，水分が気管に入りやすい姿勢ともなります．さらに，舌の動きやのみ込みが悪いなど嚥下障害のある人には，水分は誤嚥しやすい食形態のため，頸部を後屈してのむことによって誤嚥の危険性はさらに高くなります．

　私たちは，のむときは口唇で温度と一緒に量も確認しながら，口のなかへ水分を取り込んでいます．しかし，ペットボトルは口唇で感じる幅が狭くなり，口に入れる量の調整がしにくいため，口に入れる水分量が多くなる傾向があります．口唇の麻痺がある人にとっては，さらにわかりにくくなることを知っておく必要があります．

　嚥下に問題がある方への対処方法の一つは，ペットボトルの水分を口の広い，浅いコップ（**図2**）へ移してのむことです．また，**図3**のようなペットボトル用のコップも売られています．どうしてもペットボトルを持って外出する場合は，このようなコップをフタとしてつけておくのも一つの対処方法となります．

　患者さんのベットサイドで，ペットボトルがある場合は，患者さんが安全に水分を

とれるよう，コップなどの物品の準備，環境の設定を行うことが重要です．

（西）

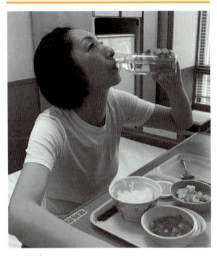

図1　ペットボトルからのんでいる

頸部が後屈している

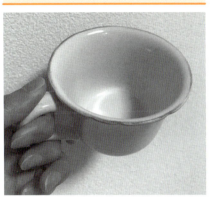

図2　口の広い浅いコップを用意しましょう

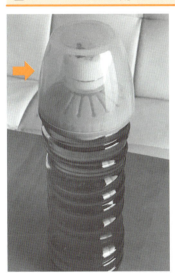

図3　ペットボトル用のコップの例

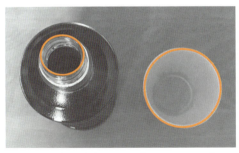

口元の大きさががペットボトルとコップで違います．

のどの通りをよくする交互嚥下とは

> **ワンポイントアドバイス**
> - 交互嚥下とはのみ込みにくい食物とのみ込みやすい食物を交互に嚥下する方法です．
> - のどの中の食べ物がひっかかりやすい場所を確認しましょう．
> - 用いる食物は，患者さんによりそれぞれです．嚥下機能，温度，好みを考慮して食物を選びましょう．

食べ物のひっかかりやすい場所

　食べ物はのどの中で2つの大きなポケット（喉頭蓋，梨状窩）にひっかかります（**図1**）．のどにひっかかっている食べ物をこのままにしておくと大きく開いている気管の入り口から，息を吸ったときに肺へ吸い込んでしまう可能性があります．そして気管に入ってしまった食べ物は，肺炎を引き起こすリスクを高めます（**図2**）．

のどに詰まった食べ物を取る方法（交互嚥下）

　のどに詰まっていると感じたら，まずは1回唾液をごっくんとします．これを空嚥下といいます．それでものどの中にたまっている場合は，嚥下しやすい流動体（水，トロミ水，ゼリーなど）をのみ込んでのどに残っている食べ物を食道に流しましょう．このようにのみ込みにくい食物とのみ込みやすい食物を交互に嚥下してのどの食物を取り除く方法を交互嚥下といいます（**図3**）[3]．

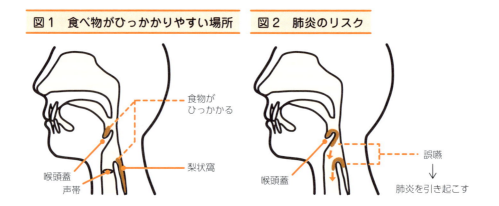

図1　食べ物がひっかかりやすい場所

図2　肺炎のリスク

図3 嚥下造影（VF）でみる交互嚥下

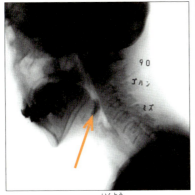
a）ご飯の咽頭残留

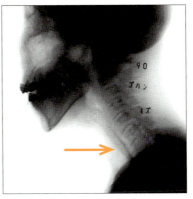
b）水で食道へ流した

交互嚥下に使う流動体

　水はのどを通過するスピードが速いため，水で食物を流してしまうと肺の蓋が閉じる前に詰まっていた食物とともに肺へ流れ込んでしまう恐れがあり危険です！そこでのどの機能が低下していると予測される場合は，のどをゆっくり通過するトロミ水，ゼリーなどの形態が適していることがあります．同じトロミ水でも粘度の違い（ネクター状，はちみつ状など）によって差が出ます．

　反対に水でのどの食物を流す力のある方が誤嚥が心配だからと粘性の高いもので交互嚥下することによって，さらにのどに食物を残してしまうケースもあります．個々の嚥下能力に合わせて，流動体の種類を選ぶことが重要です．冷たい・熱いなどの温度差も嚥下に有効に働く場合もあります．好みもあり，適する流動体は人によってさまざまです．嚥下造影（VF），嚥下内視鏡（VE）などで評価することが一番ですが，それができない家庭や施設では，患者さんの嗜好を確認しつつ，嚥下を外部からじっくり観察し，適切な形態を選びましょう．そして医師や嚥下障害の専門職に相談しましょう．
　　　　　　　　　　　　　　　　　　　　　　　　　　　　　　　　　　　　（谷村）

文献
1）藤島一郎：脳卒中の摂食・嚥下障害，医歯薬出版，1993，p96．
2）小山珠美：口から食べる幸せをサポートする包括的スキル－KTバランスチャートの活用と支援，第2版，2017，医学書院，p112．
3）野﨑園子，西口真意子：嚥下造影検査（VF）と嚥下内視鏡検査（VE）の見方　6．代償嚥下．臨床リハ 27（6）：504-505，2018．

起き立てや夕方は気をつけて

> **! ワンポイントアドバイス**
> - 起き立てや夕方は覚醒度の落ちる時間帯のため食事には注意が必要です．
> - 患者さんの目覚めの状態に合わせて柔軟に対応しましょう．
> - 無理をせず，食べられないときの対策も考えておきましょう．

起き立て

　皆さんは起き立てですぐに全力疾走できますか．普通はまず顔を洗って身支度して準備運動をしてから走り始めますね．そうでなければ，うまく走ることができず，足を痛めてしまいます．食物摂取も，まずしっかり目覚めて食べ物を認知できる状態にし，歯磨き・口を動かすなどの準備体操をしてからでないと危険です．特に嚥下障害のある方は窒息，肺炎の危険性を高めます．しかし，さまざまな疾患により覚醒が悪いまま食事介助を受けている方はこのような場面をつくってしまいがちです．まずは覚醒をしっかり促し，体を起こし，目を開いてもらいます．「おはよう」などの声かけ，採光を取り入れる，風を通すなどの環境設定もよいとされています（**図1**）．また，五感を働かす（おいしそうな匂い，アイスマッサージ，しっかり食べ物を見る，自己

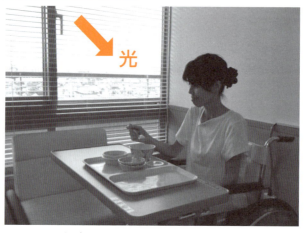

図1　採光の取り入れ

光が覚醒を促し気分を明るくします．

摂取を促すなど）ようにし,「しっかりのみ込むぞ」というような嚥下の意識化を行ってください.

夕方

夕方は朝から動いていた疲れがたまってくる時間です. 全身に疲れがたまっていると全身の筋肉だけでなく, 摂食嚥下に使うのどの周りの筋肉も疲れています. また, 食事の途中から疲労により急激に嚥下状態が悪化する方もいます.

対処法としては, 昼寝をする, 自己摂取から介助へ変更する, 車いすやベッドで食べているならリクライニング姿勢をとるなど疲労が除去できるようにしましょう. 傾眠になる方もいますが, 起き立てとは全く対処が違います. 原因は疲労のため, 体を休める方向にもっていかなくてはなりません. また, 一日の生活リズムを整えたり, 修正することで食事時に疲労しにくい状態をつくることができます.

覚醒できないときの原因と注意点

なかなか起きない, 反応が鈍いのは, 起き立て, 夕方と関係なく何か他に原因がある場合があります. 大脳・脳幹部の新病変, てんかん, 低血糖, 肝不全, 電解質異常, 心臓疾患, 血圧変化などの病態が意識障害を引き起こしている場合もあるので注意深く観察しましょう.

また, どうしてもしっかり覚醒しない, 疲れて寝てしまうというときは食事を中止することも必要です. 無理に食べさせようとすると患者さんも介助者も疲れてしまいます. そのような傾向のある方は食べられないときの栄養補給方法をあらかじめ考えておくことをおすすめします. 食べやすい（嚥下難易度の低い）高カロリーゼリーやムースのみを与えたり, かかりつけ医に相談して点滴をするなどです.　　　　　（谷村）

文献
1）藤島一郎：脳卒中の摂食・嚥下障害, 医歯薬出版, 1993, pp110-111.
2）小山珠美：口から食べる幸せをサポートする包括的スキル－ KT バランスチャートの活用と支援, 第 2 版, 2017, 医学書院, p113.
3）苅安 誠：神経原性発声発語障害 dysarthria, 医歯薬出版, 2017, p93.
4）日本摂食嚥下リハビリテーション学会：第 4 分野 摂食嚥下リハビリテーションの介入 Ver.2 II 直接訓練・食事介助・外科治療, 医歯薬出版, 2015, pp19-23.

食べた後にも「ごっくん」をしよう

> **! ワンポイントアドバイス**
> - しっかりのみ込んだ後にも，のどに食べ物が残っているかもしれません．
> - のみ込んだ後でもう1回唾液をのむことで，食道へと運ばれることが多いです．
> - 唾液が出ないときは，お茶やゼリーなどでしっかり「ごっくん」しましょう．

唾液をのみ込むことを意識してみましょう

　私たちは，普段ものを食べているときには，のみ込んだ後にわざわざ意識して唾液をのみ込むことはしません．しかし，食べにくさやのみ込みにくさがある方のなかには「のどに食物が残る感じがする」と訴えることがあります．また，のどに食物が残った感じがなくても，検査をするとのどに食物が残っている場合があります．困ったことに，この残った食物を誤嚥して肺炎（誤嚥性肺炎）を引き起こすことがあります．誤嚥性肺炎を予防するために，食べるときに「しっかりごっくんしましょうね」と注意されることがあると思います．

　この場合「ごっくん」というのは，のみ込む動作を表しています．私たちは，唾液を無意識のうちに何回ものみ込んでいます．しかし，口の中に何も入っていない状態で，唾液をのむというのは案外難しいものですが，少量の水を口に含むことでできることもあります．

唾液を30秒間に何回のめますか

　嚥下機能を測る検査法の一つに「反復唾液嚥下テスト」というものがあります．これは30秒間にできるだけ何度も唾液をのみ込む検査で，30秒間に3回以上できた場合を正常と判断します（図1）．若い方なら30秒間に6〜7回できることもまれではありません．

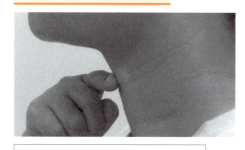

図1　反復唾液嚥下テスト

① のどぼとけに横に指をあてます．唾液をのんでのどぼとけがしっかりあがったか確認します．
② 30秒間にできるだけ何回も唾液をのみます．
3回以上：正常
2回以下：嚥下機能低下

食べ物がのどに残ってしまったときは

　高齢になって，だんだんとのみ込みにくくなり嚥下機能が落ちると，口に入れた食べ物を咀嚼してのみ込んだと思っても，のどに食べ物が残ることがあります．その状態が長く続くとのどの知覚が悪くなり，気がつかないうちに食べ物が残ってしまいます．のどに食べ物が残ったままの状態で次々と食べていくと，誤嚥を引き起こすことがあります．それを防ぐには，一度のみ込んだあとにのどに食べ物が残っている感覚がなくても追加でもう1回「ごっくん」と唾液をのみ込みます．もう一度つばをのむことで，のどに残った食べ物が食道へ流れていきます．この方法は「複数回嚥下」とよばれています．

図2　嚥下造影検査

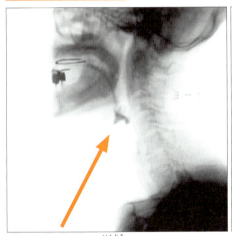

①嚥下後に食物が咽頭残留している

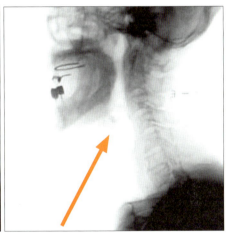

②唾液嚥下後に食物がなくなっている

　実際に嚥下造影検査（VF検査）の画像（**図2**）をみると，1度目ののみ込みでのどに残った食べ物（写真①）が追加で唾液をのみ込むことで，残留がなくなっています（写真②）．

　追加して唾液をのみ込むことが難しい場合は，少量のお茶や水などの水分を入れて「ごっくん」してもかまいません．この方法は「交互嚥下」とよばれているものです．「交互嚥下」は，異なる性状の食べ物を交互にのみ込むことで，のどに残った食べ物を食道へと送り込む方法で，ごはんの後にお茶を飲む，おかずの後に少量のゼリーを食べるなどいろいろなパターンがあります．詳しくは医療者にご相談ください．

　食べ方の工夫で誤嚥性肺炎を防ぎたいですね．　　　　　　　　　　　　　　　（石塚）

食べてもしんどいときは短時間で切り上げよう

> **！ワンポイントアドバイス**
> - 食事時間は長すぎてはダメ！　長くても 1 回につき 40 分程度で切り上げましょう．
> - 一度にたくさん食べられないときは，回数を分けて，必要量を食べるようにしましょう．
> - 疲れていて食事が食べられないときは，栄養補助食品を上手に利用しましょう．

食べるのが遅い，食事に時間がかることはないですか

　高齢者や嚥下障害のある方は，食べるのが遅くなることがよくあります．高齢者では，歯が抜けてしまう，入れ歯（義歯）が合わない，入れ歯があるのに外している，入れ歯をはめていても硬いものが噛めなくなる，口の中でのみ込みやすい形（食塊）にまとめにくくなるなどのせいで，食事に時間がかかります．しかし，栄養をしっかりとらないと体重が減ってしまい栄養不良に陥るので，ある程度時間をかけても一定の量を食べるように高齢者は頑張ります．

　「食事の時間が 1 時間以上かかります」といわれる高齢者の方にときどきお会いすることがあります．一生懸命食べているのに，なかなか食べられない，疲れてしまうというのはよくあることです．食事に 1 時間以上かかると食べているうちに疲れたり，ムセてしまったりし，食べたものが気管に入る（誤嚥）危険が高まります．食事は 20 分程度で終わるのがよく，いくら長くても 40 分程度で切り上げたいです．言い換えれば，それくらいの時間で食べられるような食事の工夫が必要になります．

　食べやすい形態に工夫する方法には，柔らかく煮る，少し切り目をいれる，一口大

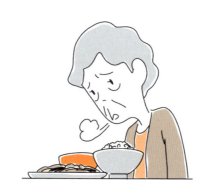

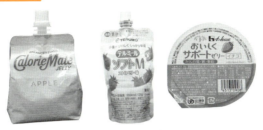

図1 栄養補助食品

＜ゼリータイプ＞

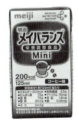
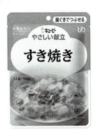

＜ドリンクタイプ＞　　＜レトルトタイプ＞

カロリーメイト（大塚製薬），テルミールソフトM（テルモ），おいしくサポートゼリー（ハウス食品），メイバランス（明治乳業），やさしい献立 すき焼き（キユーピー）．

に切るなどがあります．そのように工夫することで，口の中でもぐもぐと咀嚼する時間が短くなります．また，どうしても体調がすぐれずに食べられないときは，簡単に栄養が取れる補助食品も上手に利用するとよいでしょう（図1）．介護用品のお店やインターネットで手に入れることができます．

食事は一日3回でなくてもかまいません

一度にたくさん食べられないときは，一日3回といわず，5回程度に分けて食べるのも一つの方法です．朝食と昼食，夕食の間に，10時と3時の「おやつタイム」をつくります（図2）．そのときに甘いものではなく，サンドイッチやゆで卵，お豆腐類など，食事に類似したものを食べるようにしてはいかがでしょうか．　　　　（石塚）

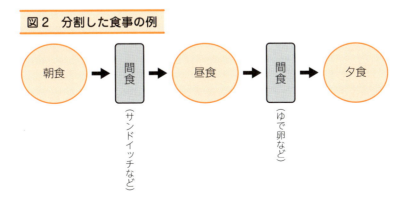

図2 分割した食事の例

"ゴホン"と咳ができますか

> **! ワンポイントアドバイス**
> - 気道に侵入したものはしっかり喀出しましょう．
> - 日頃から咳をする力を鍛えましょう．
> - 咳はお腹からしっかりとしましょう．

食事中にムセている方をみかけたことはありませんか

　高齢者の方のお食事場面ではムセ込んでいる方をみかけることがあります．その"ムセ込み"もさまざまで，顔を赤くして涙目になりながらムセている人もいれば，涼しい顔で少し喉に違和感があるような表情で軽く「コホン」とされている方も見受けられます．前者の方は，気管に入りそうになった（喉頭侵入してしまった）食べ物やのみ物をしっかり口腔内，もしくは口腔外に出そうと咳がしっかりできているかと思われます．しかし，後者の方は，軽い咳なので気管へと入ってしまった食べ物やのみ物を口腔内に戻すことなく食事を続けてしまっていると思われます．これが誤嚥につながり，慢性化していくと誤嚥性肺炎になりかねません．気管に入らないことが一番ですが，もしそうなってしまった際に，しっかり「ゴホン」と咳をして気管に入ってしまったものを出すことは必要です．

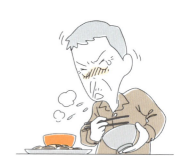

咳の力を調べて，咳する力を鍛えましょう

　高齢者の方は，"ムセない誤嚥（不顕性誤嚥）"が多いことが知られています．これは年齢を重ね，咽頭の感覚が低下してしまっていることにより起こります．嚥下障害がある方は，のみ込む力以外にも気管に入りそうになったときに，しっかりと咳をして出せる力があるかどうかも知っておくことが必要になります．それらを調べる方法の一つに『咳テスト』があります．また，気管に入ってしまったときにしっかり咳をして吐き出せるように，咳をする力を鍛えることも大切です．以下に紹介する自宅でできる簡単なトレーニング方法（咳嗽訓練）を行えば，咳が弱いと感じている方も効果を感じることができると思います．

咳テスト

医療機関で実施されているもので，図1のような小さな機器（超音波ネブライザー）を使用します．これは気管に飲み物や食べ物が入ってしまったときに，咳がしっかりできるか（咳嗽反射が保たれているかどうか）を調べることができます．評価の仕方はさまざまですが，咳が誘発された回数でムセない誤嚥（不顕性誤嚥）をしているか，していないかの判別を評価します．これを使用し，30秒以内に咳ができれば，ムセない誤嚥（不顕性誤嚥）はしていないだろうという判断になります．気になる方は医療機関で聞いてみてください．

咳嗽訓練

のどに溜まったものや残ったもの，気管に入ってしまったものを出すことが目的です．食後，のどに食べ物や飲み物が残っている方や誤嚥が疑われる方に有効だといわれています．嚥下障害の方は意識的に強い咳をして，のどに残っているものや気管へと入ってしまったものを，しっかりと出す必要があります．方法は大きく息を吸い，強く咳をしてください．そのときの姿勢は重力を利用し，お腹を抱え込みように前かがみの姿勢を取ると，咳をした時に吐き出しやすくなります（図2）．

これは，お食事のときだけでなく，訓練として日頃から行うと，より誤嚥したときに効果が得られます．また，椅子に座った姿勢のほうが行いやすく，効果は高くなり，しっかりと出すことができます．このとき，前かがみになりすぎてしまうと嘔吐につながる可能性もあるので，ご家族の方や付き添いの方は注意してください．このような咳嗽訓練を日頃から取り入れ，咳をするときにしっかりお腹に力をいれることが大切です．このことが，今後の誤嚥予防，誤嚥性肺炎予防につながります．（木村）

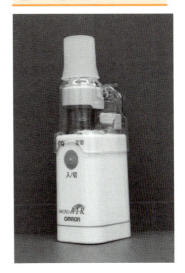

図1　超音波ネブライザー

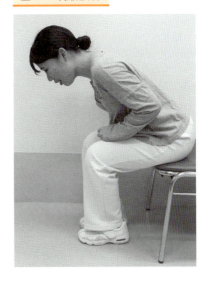

図2　咳嗽訓練

文献
1) 若杉葉子・他：不顕性誤嚥のスクリーニング検査における咳テストの有用性に関する検討．日摂食嚥下リハ会誌 **12**（2）：109-117，2008．
2) 日本摂食嚥下リハビリテーション学会医療検討委員会：訓練法のまとめ．日摂食嚥下リハ会誌 **18**（1）55-89，2014．

ごっくんした後の
お口の中を確認しよう

> **⚠ ワンポイントアドバイス**
> ・食事中や食事後の食物残渣（ざんさ）が多いと誤嚥性肺炎（ごえんせいはいえん）のリスクが高くなります.
> ・食物残渣はお口の中のいろんな場所に残りやすく, 食後の口腔ケアが大事です.

食物残渣とそのリスク

　食物残渣とは, 食事をした後にお口に残った「食べかす」のことです. この食物残渣が多く残っていると, 口臭の原因や虫歯になるのはもちろんですが, 実は誤嚥性肺炎のリスクも高くなります. 食物残渣が多いと, そこから細菌が繁殖し, お口の中は不衛生となります. 不衛生な状態のお口のまま, 無意識に唾液をのみ込んで誤って気管に入った場合, この細菌により誤嚥性肺炎を発症しやすくなります.

食物残渣はさまざまなところに潜んでいる

　食物残渣はお口の中であればどこにでも起こります.
・歯と歯の間に残ったり, 頬と歯の間に残りやすい（**図 a**）.
・舌の前方の舌底に残りやすい（**図 b**）.
・上あご（口蓋）や歯の裏に残りやすい（**図 c**）.
・脳卒中などで麻痺がある方は麻痺側に残りやすい（**図 d**）.
・入れ歯をしている方は入れ歯との間に残りやすい.

食後は必ずお口の中を清潔に

　食物残渣による誤嚥性肺炎の予防には, お口の中を清潔に保つことが重要です. 上記のようにさまざまなところに食べ物は残りやすいため, 隅々までお口の中をチェックし, 汚れた部分には歯磨きや口腔スポンジブラシなどでしっかり口腔ケアをする必要があります. 自分で磨ける方でも磨き残しが多くては清潔とはいえません. また, 脳卒中などで麻痺がある方は麻痺側の感覚が弱いため, 食べ物は麻痺側に残っていることがよくあります. 鏡をみてチェックしながら磨いたり, 磨けたかどうかを他者に確認してもらうことも重要です.

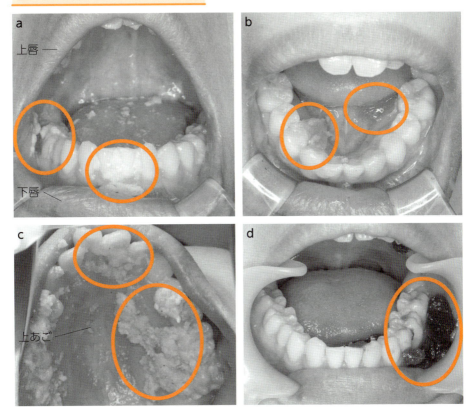

図　食物残渣が起こりやすい部位

食事中にもお口チェックを

　食物残渣は食後だけに気を付ければよいのではありません．食事中に確認することも必要です．一口食べてごっくんしたにもかかわらず，お口の中に食べ物がまだ多く残っているということはありませんか．お口の中に残っている場合，実はのどにも食べ物がまだ残っている可能性が高いです．この確認をしないで次々お口に入れてしまうと，お口の中やのどにたくさんの食べ物が入ってしまい，処理しきれずに誤嚥するリスクが高くなります．特に介助が必要な方の場合は，自分に適した食事のペースがとりにくく，介助者のペースになってしまいがちです．そのため介助者がしっかりお口の中をチェックしながら，食べ物が残っている場合はもう一度ごっくんを促すなど，食事のペース配分に注意し，誤嚥しないように気をつけなければいけません．（平家）

文献
三鬼達人（編）：今日からできる！摂食・嚥下・口腔ケア，照林社，2013，p110．

麺類は丸のみなのを知っていますか？

> **ワンポイントアドバイス**
> - 麺類はほとんど噛まずに，すすって食べています．
> - 噛む力が落ちていたり，のみ込みが悪い人にとって麺類は，誤嚥・窒息の危険性がある食事形態です．
> - 丸のみしてしまう危険な食物には，豆類などもあるので注意が必要です．

麺類はどうやって食べているか知っていますか

　麺類はのどごしがよいといわれ，食欲のないときにでも麺類なら食べたいということがあるのではないでしょうか．麺類は，ご飯などに対して短時間にある程度の量を食べることができるため好んで食べる人は多くいます．しかし，嚥下に問題がある人には，麺類は食べるのに，難しい食事形態となります．

麺類は嚥下障害のある人にとっては危険な食形態です

　麺類は嚥下障害の人にとっては，丸のみやすすり食べの問題があり，食べにくく，誤嚥・窒息の危険がある食事形態です．麺類が早く食べられる理由に，ほとんど噛まずに摂取していることがあげられます．図1は健常な人の麺類を食べているのどの

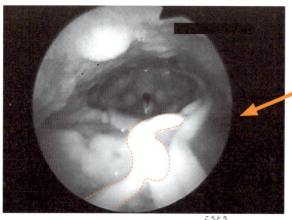

図1　ラーメンを食べたときの嚥下内視鏡検査の様子

ラーメンがそのままの形で流れてきています

麺（点線）がそのままの形で長いまま喉頭へ入ってきている様子．

写真です．ほとんど噛み砕けていない状態でのどに入ってきているのがわかるかと思います．健常な人の場合は，この状態でものみ込みに支障なく食べることはできています．しかし，のみ込みの悪い人では，誤嚥・窒息の危険性が高くなります．また，噛む力が落ちている人では，咀嚼できないため，のどに詰まりやすくなります．これらの咀嚼せずにそのままの食物の形でのみ込むことを丸のみといいます．麺類や豆類などは丸のみになりやすい典型的な食事形態といえます．

　正常な場合はのみ込むときに息を止めています（嚥下性無呼吸）．しかし，麺類をすすって食べる場合は（図2），息を吸いながら食べることになるので，この嚥下性無呼吸が保てず，食物は気管へ入りやすくなってしまいます．そのため，すすり食べは避けたほうがよいでしょう．

嚥下の状態を確認して麺類を提供しましょう

　嚥下障害がある人に麺類を提供するときに，細かく切って汁につける時間を長くして出していることがあります．しかし，細かくしてもすすって食べていたり，硬いままであれば食べるのは難しくなります．麺をトロミ汁につけて軟らかくして食べるということもありますが，冷凍うどんなどは汁につけておいても軟らかくならないことがあるため気をつけましょう．咀嚼する力やのみ込む力など嚥下の状態をみてから，麺類を提供するようにしましょう．　　　　　　　　　　　　　　　　　　　　　　　　（西）

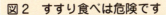

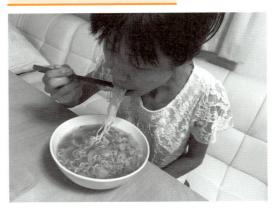

図2　すすり食べは危険です

早食いさんはご注意を

> ⚠️ **ワンポイントアドバイス**
> - 早食いはよくみかける習慣ですが，窒息・肺炎のリスクとなります．
> - 長年続いた習慣はなかなか直りません．
> - 患者さんに応じてできる工夫を医療者と一緒に考えましょう．

早食いのリスク

　早食いはほとんど噛まずに丸のみしている方が多く，咽頭（のど）の通過スピードが非常に速くなるため，嚥下機能としては，とても高度な技を必要とします．早食いの習慣のある方が嚥下障害になると，どんどん詰め込まれる食べ物を処理できなくなります．ごっくんと，しっかりのどが動かなくなっている状態で，肺の入り口がすぐには閉まらず，誤嚥と窒息のリスクが非常に高くなります（**図1**）．

　人間は年をとるにつれ，のどの動きも鈍くなります．明らかな嚥下障害がなくても，加齢に伴う嚥下機能の低下により早食いのスピードに嚥下運動が対応できなくなり，やはり誤嚥からの肺炎や窒息のリスクを高めるため，注意が必要です．

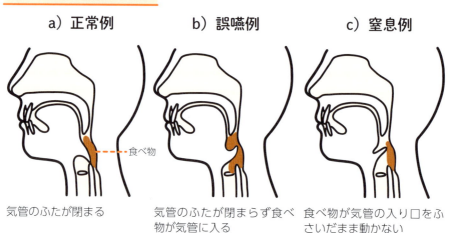

図1　誤嚥と窒息のしくみ
a）正常例：気管のふたが閉まる
b）誤嚥例：気管のふたが閉まらず食べ物が気管に入る
c）窒息例：食べ物が気管の入り口をふさいだまま動かない

図2 ゆっくりの習慣づけの例

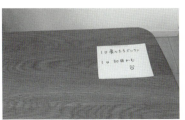 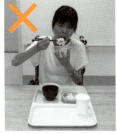 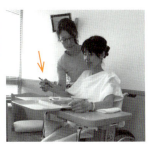

　　a）張り紙　　　　b）持たない　　　c）手を添える

早食いはすぐには直りません

　長年続いた習慣を直すことはなかなか困難です．再習慣づけにはかなりの時間を要することをご本人，介助者および指導する医療者ともに頭に入れ，ゆっくりの習慣がつくよう根気強く，おおらかに頑張りましょう．対処例は以下に示します．

- 一口食べたらごっくんの促し．
- 張り紙をする（**図2a**）．
- 食卓に時計を置く，食べる時間を意識する．
- 一口30回などと噛む回数を決める．
- 皿を重くする，下に置く（持たない）（**図2b**）．
- 介助者が手を添えてペースを落とす（**図2c**）．
- ご家族の声かけ．
- ゆったりとした曲をかける．

　介助者が注意しすぎると，お互いのイライラがつのるので，おだやかな気持ちで接しましょう．知らず知らずに言葉で追い詰めてしまう，手を噛まれたなどのケースもあるので，お気を付けください．

　　　　　　　　　　　　　　　　　　　　　　　　　　　　　　　　　（谷村）

文献
1) 藤島一郎：脳卒中の摂食・嚥下障害，医歯薬出版，1993，p25．
2) 大宿 茂：VFなしでできる！摂食・嚥下障害のフィジカルアセスメント，2014，日総研出版，p129．
3) 日本摂食嚥下リハビリテーション学会：第4分野　摂食嚥下リハビリテーションの介入 Ver.2 II 直接訓練・食事介助・外科治療，医歯薬出版，2015，p53，57．

お粥はホントに食べやすいの？

> **！ ワンポイントアドバイス**
> ・ 水分でムセる人はお粥でも注意が必要です．
> ・ お粥でもトロミ剤を使ったほうがよいときもあります．

お粥が水っぽくなったことはありませんか

　病院での食事はお粥から始まることが多いです．お粥は確かにお米粒が柔らかく，食べやすいとは思いますが，水分でムセることがある人は注意が必要です．皆さんも経験があるのではないでしょうか．酢豚や八宝菜などを食べていて，初めはトロミがついていたのに，徐々にトロミがなくなったことです．これは，唾液の中に含まれるアミラーゼという消化酵素の仕業です．アミラーゼは主に膵液や唾液に含まれる消化酵素で，食べ物のデンプンをブドウ糖やマルトースなどの糖に分解します．通常，料理に使用されるトロミは片栗粉やコーンスターチです．片栗粉やコーンスターチはデンプンなので，何度も何度も口に運ぶことにより，お箸やスプーンに唾液が付き，デンプンが唾液に含まれるアミラーゼで分解されてしまいます．ちょうどよかったトロミが水っぽくなるというわけです（**図**）．

トロミ剤を使ってみてはいかがでしょう

　お粥はお米でつくります．お米はデンプンですので，何度もスプーンですくって食べているうちに，初めはちょうどよかったお粥もそのうち離水して水っぽくなるということです．よく噛んで食べるということは食べ方の基本となりますが，1回の食事に時間がかかり，なおかつ水分でムセるという人，唾液の多い人，水分にトロミをつけるようにいわれている方は，お粥にも注意が必要です．お粥を食べていてムセるような場合は離水しない工夫が必要かもしれません．トロミ剤は加熱せずに簡単にトロミがつき，唾液では分解されないので離水の心配はありません．トロミ剤を使ってみてはいかがでしょうか．

（長尾）

図　お粥の変化

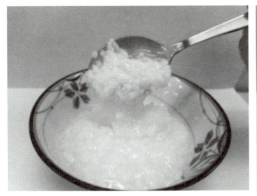 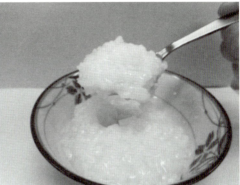

普通のお粥

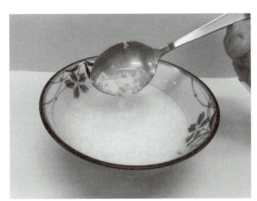 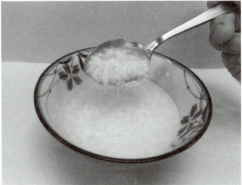

水っぽいお粥

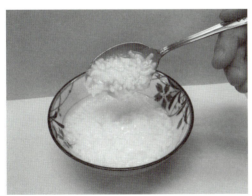 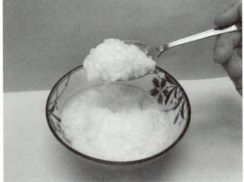

トロミのついたお粥

手軽にできる嚥下食の知恵

> **⚠ ワンポイントアドバイス**
> ・嚥下状態を理解してその人に合った食事をつくりましょう.
> ・一から別の料理をつくらなくても大丈夫,家族と同じ料理をアレンジしましょう.

まずはのみ込みやすいものを知ることが大切

　嚥下食を一人分だけ別につくることはとても手間がかかります.初めは頑張っていても毎日,朝昼晩3食となれば大変ですよね.そのため,どんなものがのみ込みやすいかを知っておいて上手に食事をアレンジしていきましょう.

　嚥下障害がある方の食事の物性条件は以下のとおりです.
・適度な粘度があり,食塊形成しやすいもの.
・口腔や咽頭を変化しながら滑らかに通過する.
・べたつかず,喉ごしがよい.
・密度が均一になっている.

　また,効率よく栄養を取れるように単品で食べるのではなく,たんぱく質や油を足すなどしましょう.料理の工夫例を以下に紹介します.

食べやすくする工夫

・噛みやすくする下ごしらえ
　隠し包丁を入れる,皮をむく,切り目を入れる.
　繊維の強いものは包丁の背などで叩いて柔らかくする.
　肉は筋を切ったり,叩く.
　パイナップルやキウイ(たんぱく分解酵素を利用)をすりおろし,調味料に混ぜて肉などを漬け込む.
・つなぎ,トロミづけになる食品を利用する
　【卵,乳製品】ヨーグルト・生クリーム
　【野菜,芋類,果物】モロヘイヤ・山芋・じゃがいも・バナナ・アボカドなど
　【魚,大豆製品】刺身・豆腐・納豆など
　【調味料,その他】練りごま・味噌・シチューなどのルウ・片栗粉・ゼラチン・マ

ヨネーズ・バター・マーガリンなど

料理を工夫する

・適度に水分を含ませる．
　蒸す，煮る，あんをかけるなどして水分を含ませることによってパサパサしないようにする．
・ポテトサラダ：胡瓜を抜いてつぶす．ゆで卵を足す．マヨネーズを多めに入れる．
・市販のマグロのたたきにプラス：ごま油を少し加えて混ぜる．生卵を加える．
・白和え：小さく切った野菜の和え物につぶした豆腐を混ぜる．練りごまを混ぜるとのどの通りもよくなり風味も増す．
・ヨーグルト和え：市販のヨーグルトにフルーツソース，スキムミルクを混ぜる．便秘気味の人にはオリゴ糖やファイバーを入れるのがおすすめ．
　食事は毎日のことなので，長続きできるようにしましょう．すべてを手づくりでなくても，たまには宅配食を利用したり，市販の介護用のレトルト食品を利用することもよいと思います．介護用の柔らか食のような宅配食については，ケアマネジャーや担当の管理栄養士などにご相談ください．

ユニバーサルデザインフードとは

　ユニバーサルデザインフードとは，日本介護食品協会が制定した規格に適合した商品についているマークで「かたさ」や「粘度」の規格により4つの区分に分かれています（**表**）．まずは専門家にどの区別のものが適切であるか確認してみてください．　　　（長尾）

表　ユニバーサルデザインフード区分表

区分		容易にかめる	歯ぐきでつぶせる	舌でつぶせる	かまなくてよい
かむ力の目安		かたいものや大きいものはやや食べづらい	かたいものや大きいものは食べづらい	細かくてやわらかければ食べられる	固形物は小さくても食べづらい
飲み込む力の目安		普通に飲み込める	ものによっては飲み込みづらいことがある	水やお茶が飲み込みづらいことがある	水やお茶が飲み込みづらい
かたさの目安	ごはん	ごはん〜やわらかごはん	やわらかごはん〜全がゆ	全がゆ	ペーストがゆ
	さかな	焼き魚	煮魚	魚のほぐし身（とろみあんかけ）	白身魚のうらごし
	たまご	厚焼き卵	だし巻き卵	スクランブルエッグ	やわらかい茶わん蒸し（具なし）
物性規格	かたさ上限値 N/m^2	5×10^5	5×10^4	ゾル：1×10^4 ゲル：2×10^4	ゾル：3×10^3 ゲル：5×10^3
	粘度下限値 mPa・s			ゾル：1500	ゾル：1500

「ゾル」とは，液体，もしくは固形物が液体中に分散しており，流動性を有する状態をいう．「ゲル」とは，ゾルが流動性を失いゼリー状に固まった状態をいう．　　　　　（日本介護食品協会）

トロミ剤ってなあに？

> ! **ワンポイントアドバイス**
> ・患者さんの嚥下状態でトロミ剤を上手に使い分けましょう.

トロミをつける理由

　嚥下状態が悪くなると誤嚥や窒息，低栄養などの障害が起こりやすくなります．食べものやのみものにトロミをつけることにより，口の中で水分や食べ物がまとまり，ムセなく，安全にのみ込みやすくなります（**図1**）．

　私たちが普段料理にトロミをつけるのに使うのは片栗粉ですが，これは加熱しないとトロミはつきません．水分にトロミをつけるには加熱しなくてもよいトロミ剤がお勧めです．もちろん，料理にもトロミ剤を使うことができますが，まずは水分から使ってみてください．料理に使うときは管理栄養士に相談してください．

図1　トロミの種類

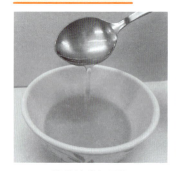 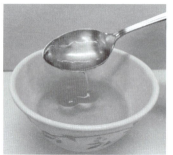 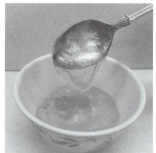

　　ゆるめのトロミ　　　　　　普通のトロミ　　　　　　強めのトロミ

食品とトロミ剤の違い

トロミ剤の特徴

　長所：加熱しなくても，トロミがつく．
　　　　一度安定すると，トロミの硬さが変わらない．
　短所：商品によって味が変わったり，分量が異なる．

ものによってトロミの付き方が異なる．

食品（片栗粉，コーンスターチ，ゼラチンなど）の特徴
　長所：手軽に購入できる．
　　　　料理の味が変わらない．
　短所：加熱しないとトロミがつかない．
　　　　何度も口に運んでいるうちに唾液の成分で分解されてトロミがなくなる．

　トロミ剤はゼリー状に固まるものなどさまざまな種類があります（**図2**）．購入する場合は，主治医や担当の管理栄養士などにご相談ください．介護用品販売店やドラックストア，インターネットなどで購入することができます．　　　　　　　　　　（長尾）

図2　市販されているトロミ剤の一例

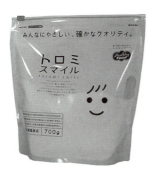
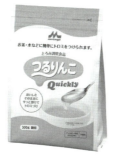
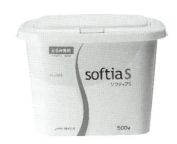
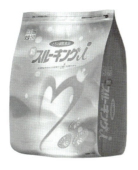
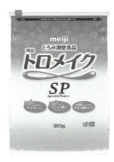
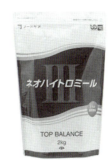

トロミのつけすぎに注意

> **！ ワンポイントアドバイス**
> ・トロミをたくさんつけたらいいってものではありません．
> ・いつも同じ硬さになるように心掛けましょう．

自分に合ったトロミの硬さを知る必要があります

　人によってのみ込みやすいもの，のみ込みにくいものがあると思います．水分でムセる人，固形物でムセる人，もしくは全くムセない人…．トロミをつけることにより，口の中で食べ物がまとまりやすくなり，食べやすくなるからです．

　水分でムセる人はトロミをつける必要があります．とはいえ，トロミはむやみやたらにつけたらいいというものではありません．トロミの程度はその人の嚥下の状態によってそれぞれ異なります．その人に合ったトロミを調整する必要があります．また，トロミが強すぎるとかえってうまくのみ込めないことがあります．窒息の可能性もあるのでトロミのつけすぎには注意しましょう．

　まずは自分に合ったトロミの硬さを知る必要があります．主治医や言語聴覚士，管理栄養士などに自分に合ったトロミはどの程度なのか確認してみましょう（**表**）．

トロミのつけ方（図1，2）

①水やお茶の入ったコップにトロミ剤を少しずつ入れながらかき混ぜる（このとき，一度にたくさん入れるとダマになりやすいので注意する）．
②安定させるため，数分置く．ダマがあるときはスプーンなどで取り除く．
③トロミの状態を確認する．

いつも同じトロミになるようにする工夫
・いつも同じコップ，スプーンを使うようにする．
・トロミ剤はスプーンすりきりで量る．
　スプーン1杯といってもすくい方によって量が変わります．少しくらいと思うかもしれませんが，その少しの量で硬さが変わるので注意してください．　　　　　（長尾）

表 トロミの目安（日本摂食・嚥下リハビリテーション学会嚥下調整食分類2013より）

	薄いトロミ	中間のトロミ	濃いトロミ
性状の説明（のんだとき）	「drink」するという表現が適切なトロミの程度 口に入れると口腔内に広がる液体の種類・味や温度によっては，トロミが付いていることがあまり気にならない場合もある のみ込む際に大きな力を要しない ストローで容易に吸うことができる	明らかにトロミがあることを感じがありかつ，「drink」するという表現が適切なトロミの程度 口腔内での動態はゆっくりですぐには広がらない 舌の上でまとめやすい ストローで吸うのは抵抗がある	明らかにトロミが付いていて，まとまりがよい 送り込むのに力が必要 スプーンで「eat」するという表現が適切なとろみの程度 ストローで吸うことは困難
性状の説明（見たとき）	スプーンを傾けるとすっと流れ落ちる フォークの歯の間から素早く流れ落ちる カップを傾け，流れ出た後には，うっすらと跡が残る程度の付着	スプーンを傾けるととろとろと流れる フォークの歯の間からゆっくりと流れ落ちる カップを傾け，流れ出た後には，全体にコーティングしたように付着	スプーンを傾けても，形状がある程度保たれ，流れにくい フォークの歯の間から流れ出ない カップを傾けても流れ出ない（ゆっくりと塊になって落ちる）

図1 トロミのつけ方

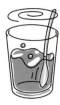 → 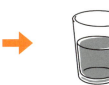 →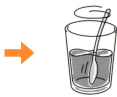

トロミ剤を少しずつ入れながら混ぜる　　安定させるのに数分待つ　　トロミの固さを確認する

図2 トロミの硬さ

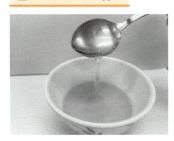 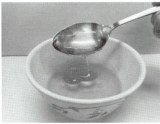 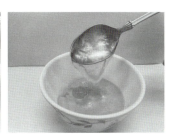

ゆるめのトロミ　　　　　普通のトロミ　　　　　強めのトロミ

第7章

食べるときの
工夫とは

使いやすい食具で自立を目指す
〜スプーンの選び方

> **❗ ワンポイントアドバイス**
>
> ・食べやすい食具を使うことで介助しやすくなり，誤嚥（ごえん）の低減にもつながります．

　ムセる，食べこぼすなどの原因の一つに，使用している食具の影響があります．食べやすい，一口量が調整しやすい食具を選定することで，誤嚥が減る場合もあります．介助する場合でも使いやすい食具を用いることで，安全に食べることにつながります．適切な食具を選択し，食べやすく自立を目指した食事環境をつくりましょう．

スプーン選びのポイント

　スプーンは，ボウル（丸い部分）の深さ・大きさ，柄の長さ，グリップの太さ，ボウルと柄の角度，重さなど，さまざまな要素があります．

・**ボウル部**：浅く小さいものを選びましょう．ボウル部が浅く小さいと，一口量の調整や捕食がしやすく，口腔内に入りやすいため食べこぼしを減らすことができます．また，舌が動きにくくのどへの送り込みが悪い場合，のみ込みやすい位置に食べ物を置くことができ，スムーズにのみ込むことを助けることができます（**図1**）．

・**柄**：長めで持ちやすいものを選びましょう．手の機能が低下している場合でも，長い柄のスプーンを使うことで捕食動作（食べ物を口に運ぶ動作）がしやすくなります．握力が弱く，手指の動きが悪い場合は，グリップが太いものを選択することで，持ちやすく食事の自立につながります（**図2**）．

・**ボウルと柄の角度**：上肢の巧緻性が低い場合，ボウル部を体側に曲げることで自力摂取につながる場合があります（先曲がりスプーン）（**図3**）．

・**重さ**：筋力の低下や手の機能が低下している場合は，軽いスプーンを選択します．ただし，プラスチックなど軽すぎるものは扱いにくいため，ある程度の重さがあるものを選びましょう．

適していないスプーン（**図1**）

　カレースプーンはボウル部が大きく口腔内に入りにくいため，食べこぼし，すすりのみの原因となります．また，一口量が多くなるため，むせや誤嚥につながることがあります．先割れスプーンなども口腔内に取り込みにくいため，お勧めできません．（竹市）

図1 スプーン

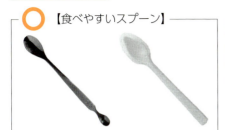

○【食べやすいスプーン】

◎リードスプーン
ボウル部が小さく浅い（3g程度）ことで，ボウル部が口腔内に入りやすいので，こぼれにくく捕食しやすい．柄は長めで持ちやすいことで，操作しやすく自力摂取につなげやすくなります．

◎口あたりがやさしいスプーン
先端がシリコンゴムでできており，スプーンを噛んでしまう場合に，刺激が少ないです．

✕【適していないスプーン】

◎カレースプーン（大スプーン）
ボウル部が大きく，深いものは，スプーンに残る，すすりのみになりやすい，一口量の調整が難しいなど，捕食が難しいです．また，重すぎるものは，力が弱い方には扱いにくく自力・介助ともに向きません．

◎柄の細く短いもの
持ちにくく，自力・介助ともに操作性が難しいです．

◎先割れスプーン
こぼれやすく，食べづらいです．

図2 スプーン（柄）

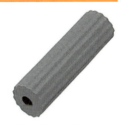
◎スポンジハンドル

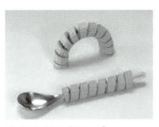
◎くるくるグリップ

手指が動きにくい，握力が弱く握りにくい場合にスプーン・フォーク・歯ブラシなどの柄に取り付けると，太柄になり持ちやすくなります．100円均一ショップなどに売っているものもあります．

図3 先曲がりスプーン

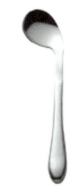

（右利き用）
先端が曲がっていて，口に取り込みやすい形状になっています．右利き用，左利き用があります．

使いやすい食具で自立を目指す
～箸やコップの選び方

> **! ワンポイントアドバイス**
> ・食べやすい食具を使うことで，良好な機能を引き出し，食のQOL向上を図りましょう．

　利き手の障害や巧緻性，握力の低下，認知機能の低下などにより，食具をスプーンやフォークに変更することがあります．しかし，日本は箸文化であり，使い慣れた箸を使うことで食物認知が高まり食のQOL（生活の質）向上につながることがあります．また，のみやすいコップを工夫することで，安全に自立を目指すことができます．

箸選びのポイント

　工夫された箸：バネ箸は握力が弱い，利き手交換（麻痺などで利き手でない方の手を使うこと）など手指の巧緻性が低い場合でも，ピンセットのように閉じるだけで挟むことができ，持ちやすく工夫されています．食事の形態が上がると，スプーンでは食べにくく，箸を使うことで食べる意欲が向上することがあります．上肢機能に加え，認知機能，姿勢，食事の形態も含め検討が必要となります．箸がうまく使えないときは箸を使うことに意識が集中してしまい，食べる楽しみが得られないばかりか食事量の低下につながる場合もあるので，その際はスプーンやフォークなどの使用を検討す

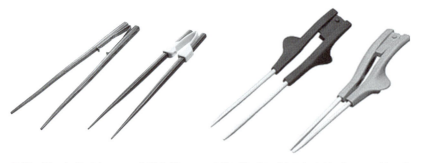

図1　バネ箸

◎箸一番つかむくん　　◎楽々箸　　◎箸ぞうくん（右用）◎箸ぞうくん（左用）

力のいらない握りと軽さで，箸先の交差がなくつかめます．鷲づかみでも使用が可能で，両用，左用，右用があります．

図2 コップとあごの位置

○【のみやすいコップ】

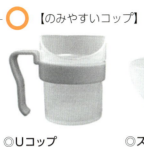
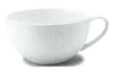
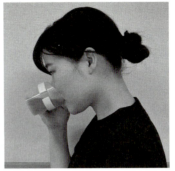

◎Uコップ
鼻に当たる部分がカットしてあり，コップを傾けて飲めます．

◎スープカップ
口が広く，深さが浅いコップや器，取っ手が大きいものが持ちやすい．

Uコップ
あごが上がりにくい

×【適していないコップ】

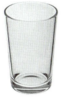
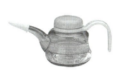
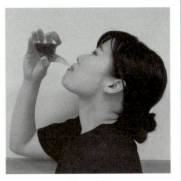

◎口の狭いグラス
口が狭く，深いグラスなどはのむときにあごが上がりやすく，安定も悪いため倒れやすい．

◎吸い飲み
吸い飲みはあごが上がりやすく，一口量の調整が自分でしにくいため基本的には使用しません．

吸い飲み
あごが上がってしまう

ることも必要です（図1）．

コップ選びのポイント

　コップで水分をのむ場合，あごを上げることがムセの原因となります．できるだけ口が広く浅いコップを使い，多めにのみ物を入れておけば，あごを上げずにのむことができます．また，鼻の部分がカットされ，あごが上がりにくいように工夫されたUコップ（図2）もあります．一口量の調整，上肢機能の低下などにより，コップを使うのが難しい場合は，ストロー付きのコップを使用することでうまくのむことができることがあります．飲料を吸い上げる力が弱い場合は，短めのストローを使うことで，のみやすくなります．

　また，吸い飲みは，あごが上がりやすく，一口量や飲むタイミングの調整などが難しい食具であり注意が必要です（図2）．

（竹市）

スプーンの山盛りはお口が困る

> **! ワンポイントアドバイス**
>
> ・スプーンの山盛りは窒息につながります.
> ・スプーンは小さくボウルが浅いもの（5mℓ以下）を選んで食べましょう.
> ・適切なスプーンが選べたら，食べるペースにも注意して，一口のみ込んでから次の一口を食べましょう.

　皆さんは食事をするときはどんな食具を使って食べていますか. 多くの方はお箸を使っていると思いますが，お箸が難しい方はスプーンを使うことも少なくないと思います. しかし，そのスプーンは本当に自分の一口量に適したスプーンなのでしょうか. スプーンに山盛りいっぱいにすくって食べていませんか.

スプーンによって食べ物をすくえる量はさまざま

　ティースプーンやカレースプーン，スープ用のスプーンなどスプーンといってもたくさん種類があります. それぞれ皿の部分の大きさが異なり，当然食べ物をすくう量も変わってきます. 一口で食べる量が多くなると，一回のごっくん（嚥下）で食べ物全部をのどに通すのは難しくなります. そうなると口の中やのどに食べ物が残りやすくなります.

咀嚼が難しい場合は窒息の原因に

　皆さんは健康な自分の歯は何本あるでしょうか. 平成28年度の厚生労働省の調査では，65歳以上の方でブリッジ（人工の歯）をつけている方は約半数となっており，85歳以上の方では半数近くの方が総入れ歯（義歯）をつけています. 入れ歯を使用しても野菜や果物など硬いものが噛めないことはよくありますよね. それは健康な歯で噛む力と入れ歯で噛む力では，入れ歯の方がはるかに弱くなるからです. なかには「落ちるし合わないから」と，入れ歯を装着せずに長年食事をされている方もおられます. その状態を無歯顎（歯がほとんどない状態）といいます.

　このように咀嚼力の弱い高齢者や無歯顎で入れ歯をしていない方にとっては噛むことが難しく，食べ物は当然「丸のみ」傾向になります. その状態で多量の食べ物を一度にたくさん口に入れてしまうと，のどに引っ掛かり，窒息してしまう危険性があります.

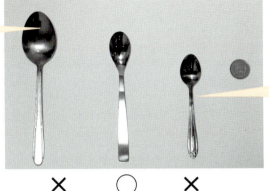

図　適切なスプーンの選び方

ボウルが大きい

持ち手部分が短い

カレースプーンのようなボウルが大きいものや，ティースプーンのような持ち手部分が短すぎるものは不向きです．

× 〇 ×

スプーンで一口量を調節

　前述したように，スプーンに食べ物を山盛りにすくって食べてしまうと一度のごっくんでは食べ物がのどに通過することが難しく，のどに残りやすくなったり，窒息の原因となります．適切な量の調節が難しい場合は，スプーンのボウルが小さく浅いものを使用すると，一口量が少なくなり食べやすくなります．のみ込みにくさのある方にはボウル部分が5mℓ以下のさじを使用することが望ましいといわれています．またティースプーンのように持ち手部分が短すぎると持ちづらく，介助する側にとっても不向きといわれています．

食べるペース配分も忘れずに

　スプーンを小さくボウルの浅いものに変えて使用しても，そのスプーンを口に運ぶペースはいかがでしょうか．立て続けに口に入れていないでしょうか．かき込んで食べる方や介助ペースが早いと，食べ物をのみ込む前に次々と口に入れてしまい，結局一口量が多くなることで，のどへの残留や窒息の原因になってしまいます．そのため，一口入れるごとにのみ込む習慣をつけたり，介助する際は一口ずつのみ込んだことを確認しながら"早食い"にならないようにペースを付けることも重要です．

　このように適切なスプーンの選択や食べるときのペース配分など，一口量を調節することが安全に食べることにつながっていきます．　　　　　　　　　　　　　　　（平家）

文献
1) 厚生労働省：平成28年度歯科疾患実態調査（http://www.mhlw.go.jp/toukei/list/62-28.html）
2) 三鬼達人（編）：今日からできる！摂食・嚥下・口腔ケア，照林社，2013，pp108-109．
3) 廣瀬 肇（監修）：言語聴覚士テキスト，第2版，医歯薬出版，2011，p391．

手と足をつけて食べやすく！

> ! ワンポイントアドバイス
> ・手と足をつけて，姿勢の崩れを防ぎましょう．

　食事中にムセてしまう，のみ込みにくいなどの症状は，食べる機能の問題だけでなく，姿勢の崩れが原因となっていることがあります．また，誤嚥（ごえん）のリスクが高まるばかりか，食事動作の阻害にもなります．食事環境を整えることで，適切な食事姿勢をとり，安全でおいしく食べる工夫をしましょう．

テーブルに手をつける

　手が下がっている状態では，首回りの筋の緊張や体の傾きなどによってのみ込みにくくなります．加えて呼吸も浅くなり，呼吸と嚥下（えんげ）のタイミングがずれ，ムセた場合に十分に喀出できないなど悪影響を及ぼします．手をテーブルやクッションにのせてサポートすることで姿勢が安定しのみ込みやすく，食事の自立につながります．

・ベッド

　手を含む両腕全体をクッションなどでサポートします．リクライニング角度が低い場合は，肩からサポートすることでのみ込みやすい姿勢となります．自力摂取する場

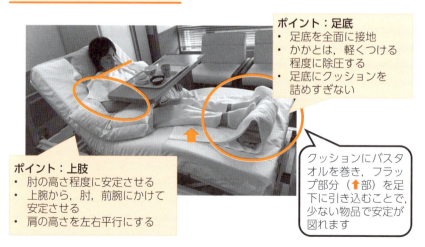

図1　良好な姿勢（ベッド上）

ポイント：足底
- 足底を全面に接地
- かかとは，軽くつける程度に除圧する
- 足底にクッションを詰めすぎない

ポイント：上肢
- 肘の高さ程度に安定させる
- 上腕から，肘，前腕にかけて安定させる
- 肩の高さを左右平行にする

クッションにバスタオルを巻き，フラップ部分（↑部）を足下に引き込むことで，少ない物品で安定が図れます

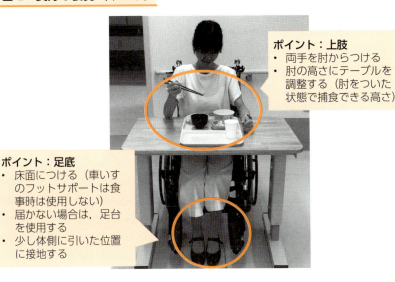

図2 良好な姿勢（車いす）

ポイント：上肢
- 両手を肘からつける
- 肘の高さにテーブルを調整する（肘をついた状態で捕食できる高さ）

ポイント：足底
- 床面につける（車いすのフットサポートは食事時は使用しない）
- 届かない場合は，足台を使用する
- 少し体側に引いた位置に接地する

合は，テーブルに両手を乗せ肘をつけることで食事動作の自立につながります（図1）．

・車いす・いす

　テーブルは，体と握りこぶし1個分程度の位置，肘をついたまま食べられる高さに設置し両肘を乗せます．のみ込みやすくなるだけでなく，肘をついた状態で食べ物を口に運ぶ動作ができるように調整することで，食事の自立につながります（図2）．拘縮があり肘を曲げるなど動きの制限がある場合は，テーブルに乗せずクッションなどを使って安定させましょう．また，肘を乗せやすい形状のテーブルもあります．

足底をつける

　足底を接地することで姿勢が安定するだけでなく，噛む，舌を動かす，のみ込むなど食べることに必要な機能を十分に発揮できます．また，踏ん張ることが可能となり，咳嗽力（咳の力）の向上によりムセた場合しっかり喀出することができ，肺炎のリスク低減につながります．

・ベッド上

　クッションなどを使って，足底を接地します．しかし，クッションなどを詰めすぎると，腹部が圧迫され，かえってのみ込みづらくなるので注意が必要です（図1）．

・車いす・いす

　座面に深く座り，大腿底面にすき間がなく足底を少し体側に引くように床面に接地します．足が床面に届かない場合は，足台を使用します．車いすの場合，フットサポートを使用すると体が後ろに倒れ，あごが上がりやすくなるため，移動時のみの使用としましょう（図2）．

（竹市）

深く座ってよい姿勢

> **!** ワンポイントアドバイス
> ・安定した座位姿勢を調整することで,安全で自立した食事につなげましょう.

　座位姿勢では,骨盤が安定していないと上体が不安定となり食べづらく,誤嚥リスクとなります.また,食事では前後を含め 40 〜 60 分程度座位姿勢の保持が必要となるため,骨盤が不安定な状態は疲労を招きます.安定した座位姿勢をつくり,安全でおいしく食べれる食事環境をつくりましょう(図 1).

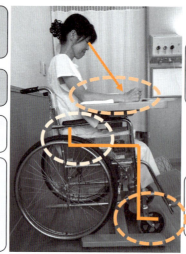

図 1　座り姿勢の観察ポイント

お尻の位置

　座る位置が浅いと,体幹が後方に傾きあごが上がった姿勢となり,上肢の運動範囲が狭まり捕食動作が難しくなります.また,基底面積が狭くなり,姿勢が崩れやすくなるため,できるだけ深く座ります(図 2).

座面の調整

　車いすの場合,長期間使用していると座面のシートがたわみ,不良姿勢になりやす

図2 お尻の位置

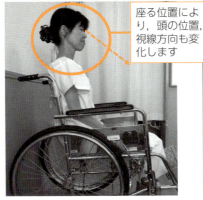

座る位置が深い
深く座ることで，骨盤から体幹のポジショニングが安定し，基底面積が広くなり姿勢が崩れにくくなります．

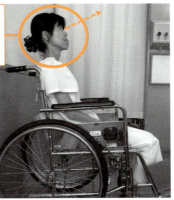

座る位置が浅い
滑り座りとなり体幹が後方に傾斜し，あごが上がりのみ込みにくくなります．また，姿勢が崩れやすくなります．

座る位置により，頭の位置，視線方向も変化します

くなります．バスタオルなどを使い，たわみの補正を行った上に車いすクッションを使用します（図3）．

ベース入りの車いす用クッションを使うことで，座面シートのたわみは補正できます．クッションを使った場合，座面の高さが変わり，足底が床にしっかり接地できなくなる，テーブルの高さが低くなるといったことがあるため，クッション使用後の姿勢を必ず確認しましょう．

背中のサポート

左右に姿勢が崩れやすい場合は，背中下部から腰にかけてタオルを使ってサポートします（図3）．車いすの背もたれにたわみがある場合は，バスタオルなどを使用してたわみを調整することで姿勢が安定します．

図3 座面と背面のサポート

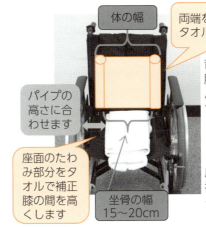

体の幅

両端を丸めたバスタオルでサポート

背中の下部から腰にかけて，バスタオルなどでサポートします

パイプの高さに合わせます

座面のたわみ部分をタオルで補正膝の間を高くします

坐骨の幅 15〜20cm

座面のたわみを補正したうえで，クッションを使用します

ベッド上から，リクライニング車いす，車いす，椅子へとステップアップすることで，自分で食べる，ご家族と一緒に食卓を囲めるなど，食のQOL向上を図りましょう．　　　　　　　　　　　　　　　　　　　　　　　（竹市）

あごを引いてよい嚥下

> ! ワンポイントアドバイス
>
> ・食べる前に，あごから胸骨までが握りこぶし1個分程度にあることを確認しましょう．

頭頸部の姿勢

　ムセや誤嚥の原因の一つに，あごが上がっている（頸部伸展）姿勢があります．あごが上がることで口から気管にかけて直線状になり，のみ込んだものが気管に流れやすくなります．また，首回りの筋肉が緊張した状態となり，のど（喉頭）が上がりにくい，舌が動きにくい，噛みにくいなど食べるために必要な運動が障害されます．あごから胸骨までが握りこぶし1個分程度になるようにあごを引き，安全にのみ込みやすい姿勢を調整しましょう（**図1**）．

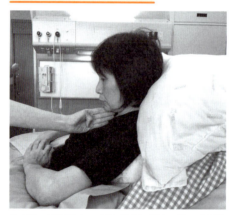

図1　あごを引いた姿勢

あごから胸骨までが4横指（握り拳1個分）程度にあごを引きましょう．

観察ポイント

・顔が正面を向いている（拘縮がある場合は，苦痛のない範囲で）．
・あごから胸骨までは握りこぶし1個分程度．

・視線が斜め下方向を向いていて，自然に食べ物が視野に入る．
・首周囲の筋肉が緊張していない．
・のみ込みやすい．

姿勢調整のポイント

　ベッドやリクライニング車いすなどで食事をするときは，枕やクッション，バスタオルなどを併用して，あごを引いた姿勢を心がけましょう．また，リクライニング角度をあげていくにつれて，枕の重さが肩にかかり，のみ込みにくくなる場合があります．そのようなときは，枕をバスタオルや軽いクッションに置き換えるなど，肩にかかる重さの軽減を図ります．氷枕などは頭部が不安定になるので，食事時は必ず外しましょう．円背（背中の丸まりが増加した状態）がある場合は，背中全体に大き目のクッションや掛け布団などを使い，ベッドと体の隙間を埋めて調整します（図2）．

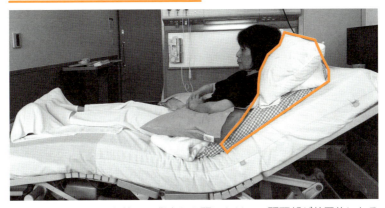

図2　円背のある場合の姿勢調整

大きめのクッションを使って背中から頭にかけて，頭頸部が前屈位になるように安定を図りましょう．

　車いすやいすでは，座る位置や足を置く位置によって頭の姿勢が変わります．浅く座り背もたれにもたれかかったようになると，頭が後ろに傾きあごが上がりやすくなるため，深く座り足を少し後ろに引き膝を90°より少し曲げるようにします．車いすの場合，フットサポートを使わず床に足底を接地します（姿勢の項，p100参照）．

　介助で食べる場合，介助者の位置や不適切な介助によってもあごが上がりやすくなることがあります．食べ物をスプーンですくうところからみせるように対象者の視線を食事に誘導し，スプーンは斜め下から挿入することで，あごが上がることを防ぐことができます（介助の項，p34参照）．

(竹市)

第**8**章

嚥下力を
高めるには

えっ，チューブをのむ訓練?!

> **！ ワンポイントアドバイス**
> - 患者さんにとって一見，特殊で奇抜な方法ですが一般的な訓練です．
> - 利点と注意点を考慮し，適応は医師に相談しましょう．
> - チューブをのむことにより嚥下運動の改善を狙います．

チューブをのむ訓練は間接訓練の一つです

嚥下訓練といえば，食べ物を実際に食べて練習するイメージがありますが，チューブをのむ訓練（チューブ嚥下訓練）があるのはご存知ですか．この訓練の長所は誤嚥や窒息のリスクが少ないことです．チューブ嚥下はチューブをのむことにより，口唇・舌・咽頭の嚥下運動を改善し，嚥下時の反射をよくして，ごっくんのときに必要な喉頭挙上の運動を強化します．実際の嚥下運動に即した訓練です．

チューブ嚥下ってどうやってするの？

チューブ嚥下といわれても，具体的にどう行うのかイメージがつきにくいですね．ここではイラストとともに手順をわかりやすく説明します．チューブ嚥下とは 12 〜 16Fr（外径 4 〜 5.5mm）のチューブを口腔内に入れ，咽頭にすすめごっくん，ごっくんとチューブをのんでいく動作のことです（**図**）．

注意点
- 催吐反射（吐くような反射）や咳反射が強い場合は無理に行わないようにしましょう．
- 導入時には嚥下造影検査（VF）か嚥下内視鏡検査（VE）で安全に食道へ挿入可能か確認します．また，チューブが食道入口部に達する長さを口角付近でチューブに印をつけておくとよいでしょう．
- 口腔期の送り込み，咽頭期の送り込み，またはその両方を目的とするかによって強化部位での通過訓練に重点を置きましょう．

チューブ嚥下をスムーズに行うことができれば，間欠的口腔食道経管栄養法，バルーン拡張法を連続して行うことができます．しかし，その適応は医師と相談が必要です．

図 一般的なチューブ嚥下の手順

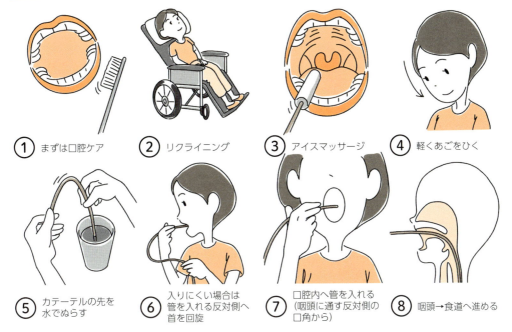

① まずは口腔ケア
② リクライニング
③ アイスマッサージ
④ 軽くあごをひく
⑤ カテーテルの先を水でぬらす
⑥ 入りにくい場合は管を入れる反対側へ首を回旋
⑦ 口腔内へ管を入れる（咽頭に通す反対側の口角から）
⑧ 咽頭→食道へ進める

②のリクライニング位30～60°では頸部がリラックスしのどにチューブが入りやすいですが，座位でも可です．
③は口腔内湿潤および冷刺激のためです．
④は器官にチューブが入りにくくするためです．
⑥，⑦では，咽頭側壁を通した方が喉頭蓋にひっかからないため，反対側への首の回旋や反対側口角からの挿入を試みます．左咽頭に入れる場合は右口角からななめに挿入すると側壁に入りやすく，さらに首を右に回旋すると左梨状窩が広がりやすいです．

　間欠的口腔食道経管栄養法：のみ込んだチューブを胃内へ挿入し，胃内からチューブを引き抜き食道に留置して，補助栄養をチューブより流します．
　バルーン拡張法：のみ込んだチューブの先を食道へ入れ，バルーンに空気を入れ，そのまま引き抜く方法．食道入口部の開大訓練です． （谷村）

文献
1) 日本摂食嚥下リハビリテーション学会：第4分野 摂食嚥下リハビリテーションの介入 Ver.2 Ⅰ 口腔ケア・間接訓練, 医歯薬出版, 2015, pp52-55, 105-112.
2) 藤島一郎, 柴本勇：動画でわかる摂食・嚥下リハビリテーション, 中山書店, 2004, pp59-63.
3) 藤島一郎：脳卒中の摂食・嚥下障害, 医歯薬出版, 1993, p102.

毎日食事前に体操を

> **！ワンポイントアドバイス**
> - 自宅でできる簡単な，食事前の体操をご紹介します．
> - 「摂食嚥下にはこんなにたくさんの筋肉を使います」の筋肉の図（p5参照）を思い浮かべて行いましょう．
> - 体操を習慣化することにより，嚥下に使う筋肉運動がスムーズになります．

具体的な体操法

1. 姿勢

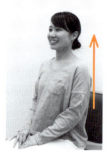

前かがみになっていませんか？できる限りまっすぐ上に伸びるよう姿勢をとりましょう

2. 体を上に伸ばす

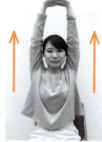

体の上部の筋肉を上方向へ伸ばし上体をストレッチ

3. 肩を上げ下げ

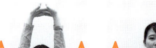

4. 首の体操

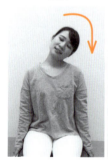 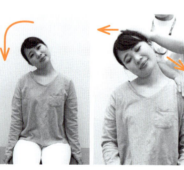

左右どちらかにゆっくり3秒
反対側も

自分でやりにくいときは左右のみゆっくり3秒ずつやさしい力で介助

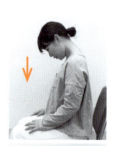
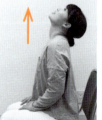

下へ
ゆっくり3秒
上も

5. 深呼吸

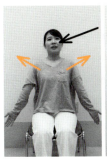
鼻から息を吸う
胸を大きく開きましょう

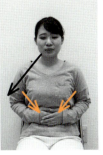
口をすぼめてゆっくりはきましょう

↖ 空気の流れ
↙ 体の動き

6. 笑顔をつくる

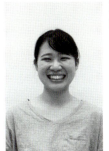

口角を上げます
歯をみせましょう

7. 舌の運動

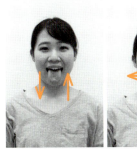
舌を出して上下に動かす
左右に動かす

8. 発声

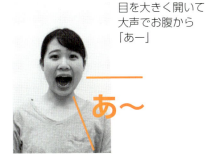

目を大きく開いて大声でお腹から「あー」

あ〜

（谷村）

文献
1) 藤島一郎：脳卒中の摂食・嚥下障害, 医歯薬出版, 1993, p92.
2) 小椋 脩・他：嚥下障害の臨床 リハビリテーションの考え方と実際, 医歯薬出版, 1998, p201.
3) 大宿 茂：VFなしでできる 摂食・嚥下障害のフィジカルアセスメント, 日総研出版, 2014, p80.
4) 松田 暉・野﨑園子：摂食嚥下ケアがわかる本 食の楽しみをささえるために, 株式会社エピック, 2013, p80.

おしゃべりで誤嚥を予防しよう

> **！ワンポイントアドバイス**
> - 誤嚥予防に深呼吸と咳払いをしましょう．
> - 歌をうたってのどを鍛えましょう．
> - おしゃべりは誤嚥予防の総合運動です．

「話す」「食べる，のみ込む」ときに使われる器官

　話したり，食べ物を食べたり，のみ込むことは日ごろ誰もが行っていますが，使っている器官は多くが共通しています（図1）．

「話す」：空気が喉頭にある声帯を振動させ，音（声）がつくられます．その音が咽頭を通じて口腔内に流れ，その音源を顎や唇，舌を使ってさまざまな言葉に変化させます．

「食べる」：食べ物やのみ物を口に取り込むときは，歯，舌，顎を使って咀嚼され，咽頭に送り込み食道を通って胃へと流し込まれていきます．

　もし，口腔，咽頭，喉頭それぞれの器官の機能が低下してくると食べたり，のんだりするものが気管に入り込む「誤嚥」を招きやすくなります．

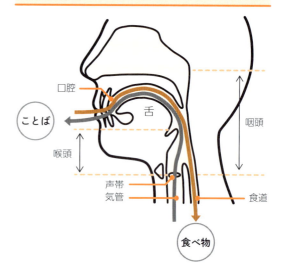

図1　「話す」「食べる，のみ込む」ときに使われる器官

誤嚥を予防するために日ごろからできること

　ここでは「話す」「食べる」に共通する器官の運動から考えてみます．
「深呼吸をする，咳をする」（図2，3）
　鼻から息を吸って，口をすぼめてできるだけ長く吐きます．吸った息を止めて，吐き出すと同時に強い咳をします．これらのことは呼吸機能を鍛えたり，食べ物が気管

に入りかけたときに咳き込んで出すための練習になり，誤嚥予防にもなります．

「大きな声を出す，歌う」

　思い切り大きな声で発声練習をしたり，歌をうたいます．声をしっかり出すことで，声帯が鍛えられ誤嚥防止につながります．

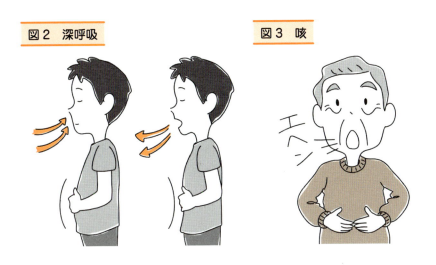

おしゃべりの効果

　誤嚥予防として日常生活で簡単にできることはおしゃべりです．おしゃべりをするときには，口腔，咽頭，喉頭それぞれの器官を意識しなくても動かしています．また，しゃべるためには，うまく息継ぎをする必要があります．その合間には，大きな声を出して笑い合うこともあるでしょう．笑うためには口を大きく開けたり大きな声を出したりします．おしゃべりはいわば誤嚥予防のための総合運動のようなものです．　　　（寺田）

文献
1) 苅安　誠：嚥下・音声機能の改善のための相互乗り入れリハビリテーション訓練変法．音声言語医 **50**：201-210，2009．
2) 藤島一郎：口から食べる 嚥下障害 Q&A，第 3 版，中央法規出版，2011．

栄養と筋力をつけて 誤嚥を予防しよう

> **! ワンポイントアドバイス**
>
> ・ 活動が低下したり，食事量が減った人は要注意です．
> ・ たんぱく質をしっかり取って，ちょっときつめの運動をしましょう．体力がつけば，のみ込む力もつきます．
> ・ のどや舌の運動を続けましょう．

高齢になって，家にとじこもりがちになっていませんか？

　高齢になると持病や体力の低下，あるいは歩きにくさなどから外出がおっくうになりがちです．また，そういう方は家の中でも動くことが少なくなります．「テレビの前に座ることが多くなった」「食事量が減った」のを年のせいで片づけてしまっていませんか？

フレイル，サルコペニアをご存知でしょうか？

　フレイルとは日本語では「虚弱」という意味ですが，加齢とともに運動機能や認知機能が低下していく状態です．またサルコペニアとは，全身の筋肉が減少して筋力や身体能力の低下を招くことをいいます．いずれも要介護の要因となりやすく，近年注目されるようになりました．先程の体力の低下や歩きにくさの背景にはこれらの状態があるのかもしれません．

フレイル，サルコペニアと摂食嚥下障害

　摂食嚥下とは食べ物やのみ物を口から取りこみ，胃に届くまでの過程をいいます．この過程のどこかに障害が起こることを「摂食嚥下障害」といい，のみ込みにくい，ムセるといった症状が出現します．

＜摂食嚥下障害の原因＞

①脳卒中に代表されるようにマヒなどにより嚥下機能に異常が生じる．

②腫瘍のように嚥下に関係した器官の形態異常によるもの．

③認知症やうつのように心理的要因によるもの．

　これらに加え，近年言われているのが，④「フレイルやサルコペニアを原因とした嚥下障害」です．嚥下に関係した筋肉にまで弱さや筋力の低下が及ぶと，そのための

嚥下障害が生じるといわれています．

フレイル，サルコペニアによる嚥下障害の予防，改善のために必要なこと

　フレイル，サルコペニアによる嚥下障害を防ぐために考えらえることは，以下のようなものです．

①**運動**：大きな負荷のかかるものではなくても，スクワットなど少しきつめの自分にあった運動を行いましょう．トレーニングの効果を保つためにも普段からよく歩きましょう．

②**栄養**：特にたんぱく質を摂ることは大切です．また，摂食嚥下障害のある人には状態に適した食事形態を工夫する必要があります．さらに医師に相談のうえ，必要に応じて栄養補助食品を活用することも有効です．

③**嚥下訓練**：以下のような嚥下訓練も並行して行われます．

・のどの筋肉を鍛え，のみ込む力をつけるための「嚥下おでこ体操」（図1）．
・舌の筋肉を鍛え，食べ物をのどに送りこみやすくするための「舌抵抗訓練」（図2）．
・誤嚥予防のため大きな声を出す「発声」練習．　　　　　　　　　　　　　（寺田）

図1　嚥下おでこ体操

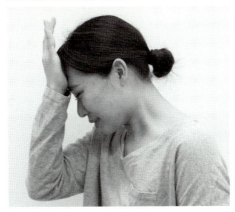

へそをのぞきこむように顎を引き，おでこに手を当て押す．同時におでこも手の方に押し付ける．ゆっくり1から5まで数えながら押し付けていく．

図2　舌抵抗訓練

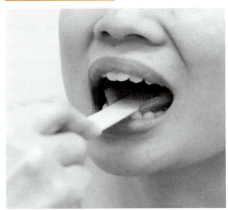

舌を押さえる（スプーンなどでもよい）と同時に，舌もそれに逆らうように押し上げる．

文献
1）厚生労働科学研究補助金（長寿科学総合研究事業）高齢者における加齢性筋肉減弱減少（サルコペニア）に関する予防対策確立のための包括的研究　研究班：サルコペニア　定義と診断に関する欧州関連学会のコンセンサスの監訳とQ＆A．
2）日本摂食嚥下リハビリテーション学会医療検討委員会：訓練法のまとめ（2014）．日摂食嚥下リハ会誌 18（1）：55-89，2014．

介助者の方ができるお口のリハビリテーション

> **! ワンポイントアドバイス**
> - お口の周りや舌の筋肉をやさしくストレッチしましょう．
> - 蒸しタオルで筋肉を温めると効果的です

　嚥下障害のある子どもさんや認知障害のある高齢者の場合，ご自身でお口の体操をすることが難しいことがあります．そのため，介助者の方が容易にできるリハビリテーションをお示しします．

お口の周りのストレッチ（図1）

手順

　図1aに示したように上下を3か所ずつに分けて，それぞれストレッチを実施します（付録参照）．
(1) 上下を3カ所ずつに分けた口唇をつまんでいきます（①〜③，④〜⑥の順に）．この際に，口唇の表面をただつまむのではなく，中の筋肉を刺激していることを意識しましょう（図1b）．

図1　お口の周りのストレッチ

a) 　b)

c) 　d)

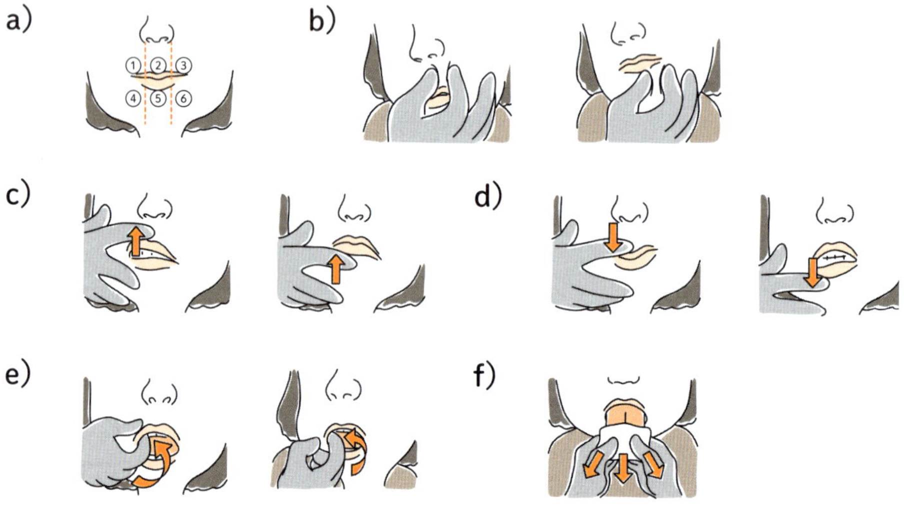

e) 　f)

(2) 口唇の外側（①③④⑥）をつまむときに，あまり外側までつまみすぎると頬の筋肉を挟んでしまい，効果が半減してしまうので注意しましょう．
(3) 同様の手順で，口唇を押し上げていきます．その後，口唇を押し上げていきます（**図1c，d**）．
(4) 口唇を上下6カ所，内側から引き伸ばします（**図1e**）．口唇は引っ張るのではなく，内側から膨らますことを意識しましょう．
(5) 頬の内側に指を入れ，内側から膨らます（**図1e**）．このときに口角が一緒に引っ張られないように注意しましょう．
(6) 舌をガーゼで包み，前と左右に引っ張りましょう（**図1f**）．

開口訓練

　嚥下障害によりお口を使うことが減ると，口を大きく開けにくくなります．その対処法として，温熱療法と筋のリラクゼーションで口の開閉運動を誘導し，ストレッチを加える方法を示します．また，これは入浴後が効果的です．

手順
(1) やけどに注意しながら，蒸しタオルを頬のところ（咬筋）を中心に温めます（**図2a**）．蒸しタオルは，水で濡らしたタオルを電子レンジで1〜2分程度加熱し，それをビニール袋に入れて作り，温熱療法に用います．
(2) 咬筋の走行に沿って上下にストレッチします（**図2b**）．
(3) 患者さん自身に口の開閉運動をしてもらい，それに合わせて，咬筋にストレッチを加えましょう（**図2c 矢印**）．
(4) 介助者が顎の下から押し上げるように抵抗をかけ，患者さんに口を開けてもらいましょう（**図2d**）．

(野﨑)

図2　開口訓練

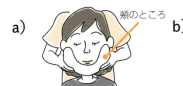
a) 頬のところ

b) 側面

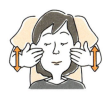
正面

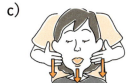
c)

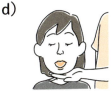
d)

第9章

薬と嚥下の
関係とは

お薬は食事より手ごわい！簡易懸濁法をご存知ですか？

> **！ワンポイントアドバイス**
> ・お薬がのみ込みにくいときは，遠慮せずに医師・薬剤師に相談してください．

たくさんの薬をのんで，のどに残ることはないですか

高齢者の方は，かかりつけ医からたくさんのお薬を処方されていることがあります．内科・泌尿器科・皮膚科・耳鼻咽喉科など，合わせると10種類以上にもなることも少なくないと思います．さらに，錠剤・カプセル・粉薬など薬の形状もさまざまで，錠剤にも糖衣錠・口腔内崩壊錠（OD錠）・裸錠などいろいろな種類があります．たくさんのお薬を一度に口に入れると，のどに残ってしまうことはありませんか（**図1**）．

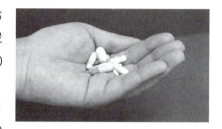

図1 口の中薬が残っている様子（矢印）

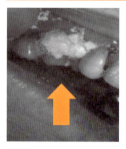
散薬

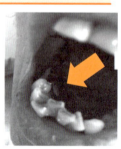
服薬後2時間後の舌下部への残薬

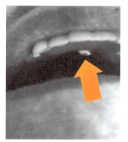
上顎の総義歯床への付着

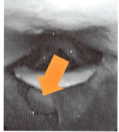
口腔内崩壊錠（OD錠）

薬についてかかりつけ医や薬剤師に相談しましょう

OD錠といわれる薬は口の中で溶ける，水なしでのめるといわれていますが，なかには唾液を含むとくっつきやすくなり，口の中（のどの奥）などに残ってなかなかの

み込めないものもあります．お薬がなかなかのみ込めなくて，苦労されている方は，処方したかかりつけ医や薬局の薬剤師さんに相談してみてください．訪問の看護師さんや歯科の先生がお口を見ると，薬が口の中に残っているのを発見されることは，決して少なくありません（**図2**）．

お薬はきちんとのみ込めてこそ，効果があるのは言うまでもありません．粉薬を水薬に変更したり，薬の種類を変更したりすることができる場合があります．また，漢方薬などは，もともとせんじ薬なので，お湯に溶かしてのんだ方がずっと楽にのめます．水ではなくゼリーでのむとうまくいくこともあります．

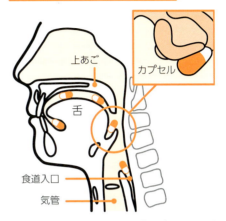

図2　薬が残りやすいところ

(関西ろうさい病院広報誌「さぷりめんと」No.40，2017)を改変

簡易懸濁法（かんいけんだくほう）といって，錠剤を何種類かまとめてお湯に溶かしてもろもろの状態にして（懸濁），その後，はちみつやとろみをつけて楽にのめる方法もあります（**図3**）．

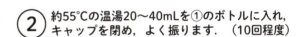

図3　簡易懸濁法

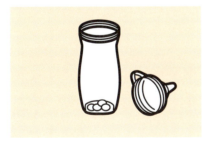
① 懸濁ボトルのキャップを開け1回分の薬剤を入れます．

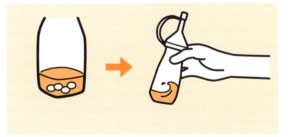
② 約55℃の温湯20～40mLを①のボトルに入れ，キャップを閉め，よく振ります．（10回程度）

　私たちの調査では，ご飯は普通食を食べていても，お薬が上手にのめていない方が多くおられることもわかりました．口やのどに残っていても，気づかないこともあるようです．

　咳をしたときに口からお薬が出てきたことはありませんか？「お薬がのみにくいなんて，先生に言ってもいいのかしら」などと悩まず，医師・薬剤師に相談してください．患者さんのお身体の中にお薬がきちんと入ってはじめて，治療効果を判定することができるのですから．

(野﨑)

摂食嚥下障害を引き起こす薬の副作用に注意

> **！ ワンポイントアドバイス**
> ・薬の中には摂食嚥下に影響を与える薬があります．副作用に気づいたら医師や薬剤師に相談しましょう．
> ・薬は治療の目的で処方されていますので，自己判断で中止することは危険です！

薬は両刃の剣

　薬は病気の治療のために必要なものです．しかし，両刃の剣といわれるように，その副作用についても理解しておく必要があります．薬の中には，食べること・のみ込むことに影響を与える薬があります．特に高齢の方の療養において，不穏・せん妄・うつ症状・不眠などに対して向精神薬が処方されることがあります．向精神薬のうち，抗精神病薬・抗うつ薬・抗不安薬は，処方される頻度が高い薬ですが，時に重篤な摂食嚥下障害を引き起こすことがあります．

副作用が疑われるときは

　新しいお薬が追加されて1週間以内に**表1**のような症状が新たに現れた場合は，薬剤の副作用の可能性もあるので，処方した医師に相談しましょう．このような症状に気づいて，原因と疑われる薬を中止ないしは変更すると，一般的には2週間ぐらいで，元のように食べることができる状態に戻ります．しかし，なかにはなかなか元の状態に戻らず，管による栄養補給を長期に行う必要になることもあります．嚥下障

表1　薬剤性の摂食嚥下障害で最初に気づく症状（比較的よくみられるもの）

・食事中に眠気が強く、寝てしまうことがある
・食事動作がゆっくりになった
・薬が変更されてムセることが増えた
・よだれが増えた
・口の中に薬がよく残るようになった
・薬をのみ込むのがつらくなった
・手や口の周りにふるえがみられるようになった

表2　薬剤性の摂食嚥下障害の症状と原因となりうる薬

摂食嚥下障害の症状	嚥下障害を引き起こす可能性のある薬
意識や注意力を低下させる	抗不安薬・睡眠薬・抗精神病薬・抗てんかん薬・抗ヒスタミン薬など
唾液分泌を低下させる	抗コリン薬・抗うつ薬・抗ヒスタミン薬など
運動機能の低下やパーキンソン症状により嚥下運動を障害を引き起こす	抗精神病薬・抗うつ薬・筋弛緩薬など
口腔などの粘膜障害（カンジダ症発症も含む）	点鼻薬・吸入ステロイド薬・抗がん剤・抗菌薬・抗炎症薬・骨粗鬆症治療薬の一部

害を引き起こす可能性のある薬を**表2**に紹介します.

　早期発見がなにより重要で，薬の副作用による摂食嚥下障害かな？と疑ったら，自分で判断せず，主治医に相談しましょう.

＜注意＞

　薬は治療の目的で処方されていますので，自己判断で中止すると，病状が悪化して大変危険なことになることもあるので注意しましょう.

＜薬の副作用のワンポイント＞

　食事にかかわる副作用としては，これまでに挙げた以外に胃腸障害や便秘・下痢などがあります.また，副作用を引き起こす要因には以下のようにさまざまなものがあります.

　・服薬する人の年齢，性別，体重，嗜好（飲酒，喫煙など）.

　・薬を服用する時間や間隔，量を間違った場合.

　・他の薬やサプリメントとののみ合わせが悪い場合.

　・病気などの影響で肝臓や腎臓の機能が低下している場合など.

　副作用には個人差があります.副作用と思っていても，何らかの病気の初期症状かもしれません.決して自己判断で中止しないで，いつもと様子が違うときは医師・薬剤師に相談しましょう.相談するときには①どのような症状が，②いつから，③どの薬をのみ始めたときから起こったのか，などをメモしたものを持っていきましょう.

（野﨑）

文献
　1）野﨑園子：薬と摂食嚥下障害 摂食嚥下障害―病態と最近のトピックス.神経内科 **87**（6）：620-625，2017.
　2）野﨑園子：薬剤と嚥下障害.日静脈経腸栄会誌 **31**（2）：699-704，2016.

第10章

万がーに
備えて

災害時の食支援～災害への備え

！ ワンポイントアドバイス

・災害に備え，防災グッズの準備や定期的な点検をしましょう．

　日本は地震大国であり，甚大な被害を伴う大規模な地震が発生しています．また，地震だけでなく，洪水，津波，土砂崩れなど長期的な避難を要する規模の災害が発生し，避難生活による二次的健康障害も報告されています．特に持病や障害をかかえている要介護・高齢者などにとって，避難所生活は心身に大きなストレスを生じ，重度の健康障害を及ぼします．災害発生直後は，まず救命・救助が何よりも優先されます．避難が完了すると，そのときから避難生活が始まります．しかし，発災直後の混乱期では支援介入が難しく，まずは被支援者側の自助も必要であり，そのためには平素の備えが必要となります．

防災グッズ

①食事

・賞味期間が長く加熱が不要なレトルト食品など．
・摂食嚥下障害や糖尿・腎疾患，アレルギーなどの調整食．
・トロミ剤，栄養補助食品，経腸栄養剤，乳児のミルクなど．
　支援物資による対応が困難と予測される食品については，多めに準備しておきましょう．また，賞味期限を定期的に確認しておきましょう．

②水

　避難所では，給水制限や暑い時期の冷房などの空調管理の困難による脱水の健康二次障害が予測されます．また，要支援・介護高齢者はトイレへの移動が困難となることから飲水を控える場合があるので，意識して水分を摂取しましょう．

　嚥下障害により飲水困難な場合は，トロミ剤，ゼリー剤，水に代わる飲料（クラッシュゼリーなど）も合わせて準備が必要となります．また，普段使用しているコップやストローなど，安全にのめるように食具も合わせて準備しておきましょう．

③常用薬

　支援が入った後も配薬数に限りがある，お薬手帳の不携帯などにより内服が不明，支援薬の剤形不適合（錠剤・小児の水薬など）などもあります．

- 内服薬（常用薬）3日分程度．
- お薬手帳のコピー．
- 服薬ゼリーや小さなすり鉢：形状によって服薬が難しい場合．

④口腔ケア用品

　うがい水の不足，手洗い場までの移動が困難などを念頭に置いた準備が必要です．
- 歯ブラシ，口腔用ウェットティッシュ，スポンジブラシ，保湿剤．
- マウスウォッシュ（アルコールが含まれていない低刺激のもの）．

⑤義歯

　義歯の作成は時間がかかり，すぐに対応が難しい場合も多いため，古い義歯を入れておくと非常時に使うことができます．また，義歯安定剤，義歯ケース，義歯洗浄剤なども一緒に準備しておきましょう（義歯安定剤の代わりに，トロミ剤や保湿剤を使用することで対応が可能な場合もあります）．

⑥食具（図1）

　自助食器・食具を使用している場合は，平素使用しているコップ・スプーン・ストローなど食器や食具を準備しましょう．

⑦その他（図2）

- 調理器具：キッチンバサミ・ごますり用の小さいすり鉢．
- ラップ（食器を洗わずに使うため）．
- ウェットティッシュ（口腔ケアガーゼなどで代用も可）．
- 食品保存用密閉袋．
- 吸引が必要な場合，停電に備え持ち運びが可能な吸引器は必ず充電をしておきましょう．

（竹市）

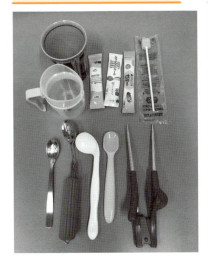

図1　日頃使用している食具

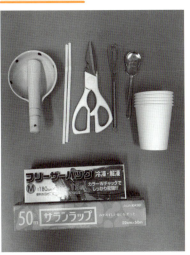

図2　その他

災害時の食支援
～避難生活を支援するための工夫

> **⚠ ワンポイントアドバイス**
>
> ・平素と違う環境・状態であることをふまえて評価し，食形態，姿勢，食具など食べやすい環境を調整しましょう．

　避難生活では，生活環境が大きく変わるとともに，心身のストレスに伴う体調の崩れなど，機能の変化を含めて現状を評価した介入方法の検討が必要となります．また，普段使用している用具などが使えないことも多々あるため，あるものを活用するとともに，日頃から避難生活のイメージをもっておくことが必要です．

支援の食品

①食事の形状・内容

・義歯がなく咀嚼（そしゃく）が困難，嚥下（えんげ）機能低下などの方を対象とした嚥下調整食．
・乳児のミルク・小児対象の食事．
・プロテインパウダー・MCT オイルなど，栄養補助食品の活用．

　嚥下調整食へ加工するための器具（すり鉢・ハンドミキサーなど）を準備します．また，熊本地震（2016 年）では，自衛隊にお粥の炊き出しを依頼し，提供されました．

②食事の管理

・糖尿病など食事療法への対応．
・塩分などの疾患管理．
・応急修復期・復旧期を見据えた栄養バランスへの必要性（たんぱく質・繊維不足など）．

　食品衛生の管理が困難であるため，保存期間を確認するような呼びかけも必要です．

食環境

①食事姿勢

　避難所では床に座り寄りかかる場所も少ないため，要介護高齢者の食事姿勢の保持が困難となることがあります．そのため，できるだけ壁側に避難場所を確保してもらうよう配慮が必要です．また，毛布・布団などを使った姿勢調整を指導し，安全に食

べられる食事姿勢を調整しましょう.

②食器・食具

・自助具や安全で食べやすい食具などの提案をしましょう.

・形態加工できるようにキッチンバサミや小さなすり鉢を提供しましょう.

飲料水

①量

　トイレまでの移動が困難などの理由でトイレ回数を減らすため水分を取らず,脱水を起こす要介護高齢者が多くみられます.また,脱水に加え,活動量の低下によりエコノミークラス症候群(長時間同一姿勢をとることにより血管内に血の塊ができ,それが肺に流れ込み呼吸困難や心肺停止などを起こす疾患)などのリスクとなります.積極的に飲水を促し,水分管理の必要性を念頭に置いた支援が必要となります.

②水分の形状

・トロミやゼリー状など形状の調整が必要かを評価しましょう.

・ペットボトルでは困難な場合は,のみやすいコップやストローを用意しましょう.

常備薬

①医師会・薬剤師会のサポート

　避難所生活による体調の変化や基礎疾患(糖尿病・高血圧・パーキンソン病など)への対応を行いましょう.

②剤形の判断(平素と異なる剤形であっても,粉砕・懸濁法^{けんだくほう}などの速やかな対応)

　服薬ゼリーの提供,簡易懸濁法導入の指導を行いましょう.

口腔ケア

・口腔ケアの必要性や少量の水でのケア方法などの指導を行いましょう.

・歯科医師会と積極的に連携しましょう.

・義歯がない場合には,食物形態の調整を行いましょう.

　平素からの備えを行うとともに,災害時には早急に対応できるように,医師・看護師・歯科医師・歯科衛生士・薬剤師・栄養士・理学療法士・作業療法士・言語聴覚士が連携を図り,継続した啓発によって提供できる支援の可能性を広げましょう.(竹市)

のどに詰まったら！

> ⚠️ **ワンポイントアドバイス**
> - 窒息のリスクの高い人を早期に発見して対処しましょう．予防が最も大切です．
> - 窒息時は即座の対応が必要です．一人で対応するのではなく，応援をよびましょう．
> - のどに詰まったときはすぐに対応できるように，環境，知識，技術などを整えておきましょう．

のどが詰まったときの症状とは

　日本では高齢化を背景に窒息が増加しています[1]．窒息が起こると空気の通り道が塞がるため，死亡に至る場合もあります．そのため，窒息の危険性が高い人を早期に発見し，食事形態の変更や代償嚥下などの対応を行い，のどに詰まることがないように予防することが最も重要です．また，もしのどに詰まったらどのようにするのか，吸引器の準備などの環境設定も含めていざというときに対処できるようにしておく必要があります．

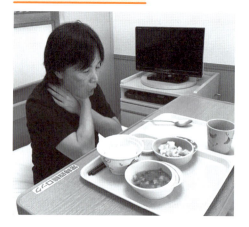
図1　チョークサイン

　のどが詰まったときには，弱くて効果のない咳，声が出せない，呼吸状態の悪化，チアノーゼ（口唇や指先，爪が青紫色になる状態）を呈している，苦痛な表情や激しく体を動かす，手で首を押さえる「チョークサイン」（図1）などの症状がみられます．これらの症状があれば，緊急に対応しなければなりません．

のどが詰まったときの緊急対応方法

　即座の対応が必要なため，一人で対応するのではなく，助けをよぶことがまず重要です．また，すぐに対処できるように代表的な気道異物除去方法である「背部殴打法（図2）」，「ハイムリッヒ法（図3）」を習得しておく必要があります．「背部殴打法」

図2 背部殴打法　　　　　図3 ハイムリッヒ法

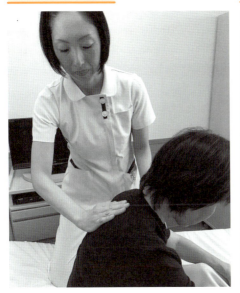 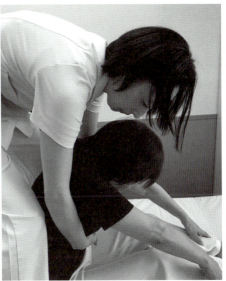

は患者の左右肩甲骨の中間あたりを手根部で強く叩き，食物を出させる方法です．「ハイムリッヒ法」は，患者の背部より，握りこぶしの親指側を腹部正中（おへそのやや頭側でみぞおちより十分下方）にあてます．そして，他方の手で腹部にあてたこぶしを握り，内側頭側へすばやく圧迫し，詰まった物を出す方法です．妊婦，乳児，肥満者にはできないこと，剣状突起や肋骨の骨折により臓器を損傷する恐れがあることは知っておく必要があります．

　食べ物が口の中にみえている場合や，「背部殴打法」「ハイムリッヒ法」でも困難な場合は，口に指を入れて掻き出すのも一つの方法です．その際，真っすぐに指を入れるとのどの奥まで指が届かないため，口角から指を入れて詰まっているものを掻き出すことが大切です．一人暮らしの人などへの対処方法の啓発も重要となります．そして，心肺停止の場合は，胸部圧迫をすぐ開始しないといけません．思いがけないときに窒息事故が生じます．いざというときに慌てないよう，対処方法を熟知しておくことが重要です．

(西)

文献
1) 厚生労働省：平成21年度「不慮の事故死亡統計」の概況：厚生労働省ホームページ：主な不慮の事故の種類別にみた死亡数の年次推移 - 平成7〜20年（http://www.mhlw.go.jp/toukei/saikin/hw/jinkou/tokusyu/furyo10/01.html）

付録

捕食動作のアシスト

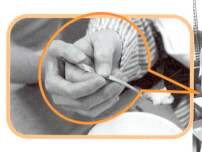
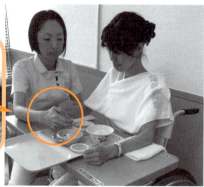

①指全体を包み込むようにサポート

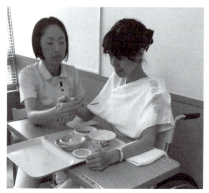

②肘をついた状態で，スプーンが真っ直ぐ口に入るようにアシスト

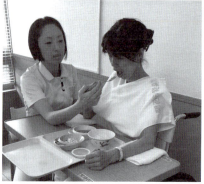

③口に斜め下から挿入し，スプーンボールを舌に置き，口唇閉鎖を促し，スプーンを抜きます

ゆっくりの習慣づけの例

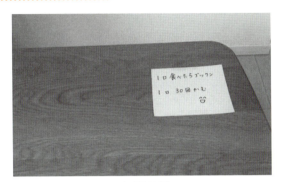

a) 張り紙

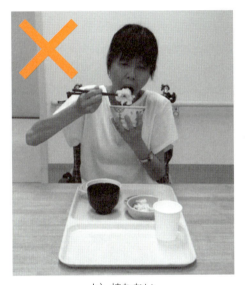

b) 持たない

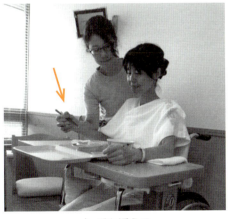

c) 手を添える

食事前の体操法

1. 姿勢

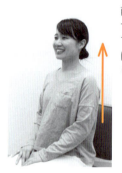

前かがみになっていませんか？
できる限りまっすぐ上に伸びるよう姿勢をとりましょう

2. 体を上に伸ばす

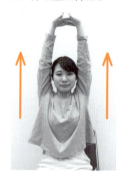

体の上部の筋肉を上方向へ伸ばし上体をストレッチ

3. 肩を上げ下げ

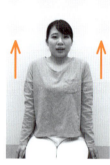 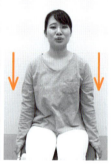

4. 首の体操

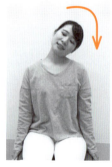 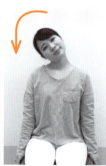

左右どちらかにゆっくり3秒
反対側も

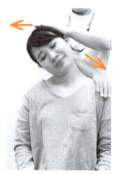

自分でやりにくいときは左右のみゆっくり3秒ずつやさしい力で介助

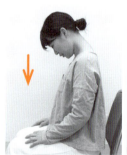 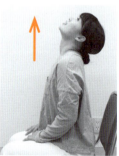

下へ
ゆっくり3秒
上も

5. 深呼吸

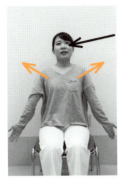
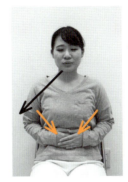

← 空気の流れ
← 体の動き

鼻から息を吸う
胸を大きく開きましょう

口をすぼめて
ゆっくりはきましょう

6. 笑顔をつくる

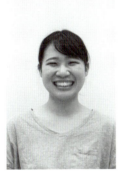

口角を上げます
歯をみせましょう

7. 舌の運動

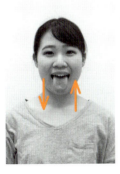
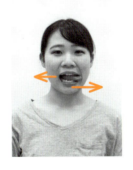

舌を出して
上下に動かす

左右に動かす

8. 発声

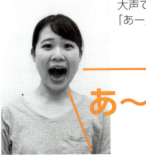

目を大きく開いて
大声でお腹から
「あー」

あ〜

患者さんに伝えたい 摂食嚥下のアドバイス 55 のポイント

お口の周りのストレッチ

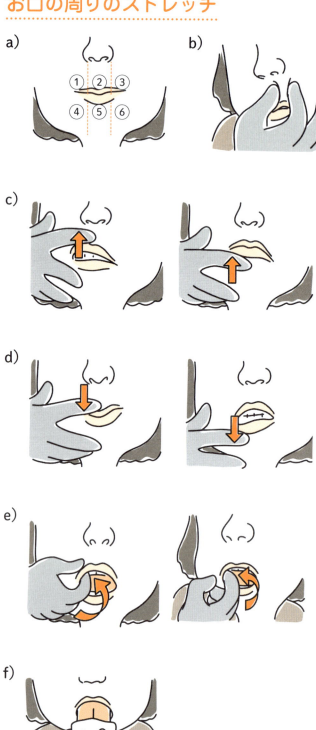

開口訓練

a)

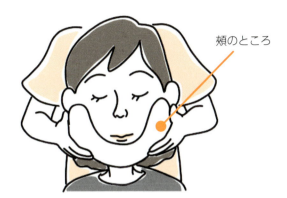

頬のところ

b)

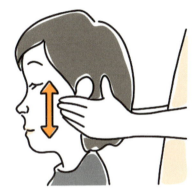

側面

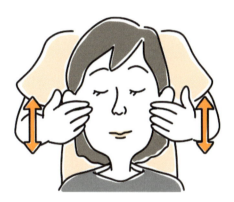

正面

c)

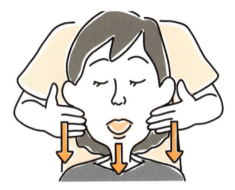

d)

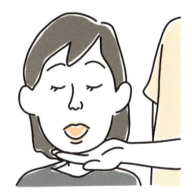

あいうべ体操

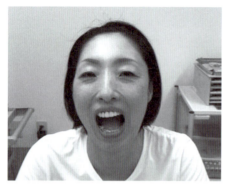

「あ」と開口して声を出します．

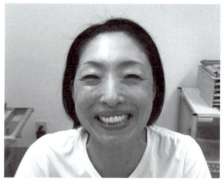

「い」と声を出し，口角をしっかり横にひきます．

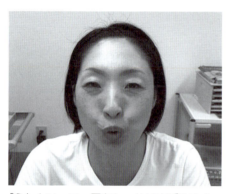

「う」といって，唇をしっかりすぼめます．

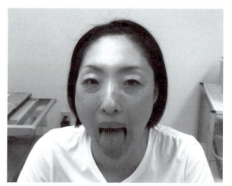

「べ」と言って，しっかり舌を出します．

【編者略歴】

野﨑園子（のざきそのこ）

1980年	天理よろづ相談所病院 レジデント
1983年	大阪大学医学部第二内科
1989年	国立病院機構刀根山病院神経内科
1992年	同神経内科 医長
2004年	国立病院機構徳島病院 臨床研究部長
2008年	兵庫医療大学リハビリテーション学部 教授
2011年	同大学大学院 医療科学研究科長
2016年	関西労災病院神経内科 部長
2017年	同リハビリテーション科 部長兼任

西口真意子（にしぐちまいこ）

2001年	兵庫医科大学病院リハビリテーション部 研修医
2003年	協立リハビリテーション病院リハビリテーション科
2004年	第二岡本総合病院リハビリテーション科
2005年	関西リハビリテーション病院リハビリテーション科
2007年	関西労災病院リハビリテーション科

患者さんに伝えたい
摂食嚥下のアドバイス 55 のポイント　　　ISBN978-4-263-26596-3

2019年5月25日　第1版第1刷発行

編　者　野　﨑　園　子
　　　　西　口　真　意　子
発行者　白　石　泰　夫
発行所　**医歯薬出版株式会社**

〒113-8612　東京都文京区本駒込1-7-10
TEL. (03) 5395-7628（編集）・7616（販売）
FAX. (03) 5395-7609（編集）・8563（販売）
https://www.ishiyaku.co.jp/
郵便振替番号 00190-5-13816

乱丁，落丁の際はお取り替えいたします　　　印刷・木元省美堂／製本・皆川製本所
© Ishiyaku Publishers, Inc., 2019. Printed in Japan

本書の複製権・翻訳権・翻案権・上映権・譲渡権・貸与権・公衆送信権（送信可能化権を含む）・口述権は，医歯薬出版㈱が保有します．
本書を無断で複製する行為（コピー，スキャン，デジタルデータ化など）は，「私的使用のための複製」などの著作権法上の限られた例外を除き禁じられています．また私的使用に該当する場合であっても，請負業者等の第三者に依頼し上記の行為を行うことは違法となります．
[JCOPY]＜出版者著作権管理機構 委託出版物＞
本書をコピーやスキャン等により複製される場合は，そのつど事前に出版者著作権管理機構（電話 03-5244-5088，FAX 03-5244-5089，e-mail：info@jcopy. or. jp）の許諾を得てください．